儿科常见症状与疾病防治

岑 琴 编著

U0305507

四川科学技术出版社

图书在版编目（CIP）数据

儿科常见症状与疾病防治 / 岑琴编著. -- 成都：
四川科学技术出版社, 2024.5
ISBN 978-7-5727-1353-8

Ⅰ.①儿… Ⅱ.①岑… Ⅲ.①小儿疾病 - 防治 Ⅳ.
①R72

中国国家版本馆CIP数据核字(2024)第103775号

儿科常见症状与疾病防治
ERKE CHANGJIAN ZHENGZHUANG YÜ JIBING FANGZHI

编　　著	岑　琴
出 品 人	程佳月
责任编辑	杨晓黎
封面设计	张丹妮
责任出版	欧晓春
出版发行	四川科学技术出版社

　　　　　　成都市锦江区三色路238号　邮政编码 610023
　　　　　　官方微博 http://weibo.com/sckjcbs
　　　　　　官方微信公众号 sckjcbs
　　　　　　传真 028-86361756

成品尺寸	145 mm × 210 mm
印　　张	5.75
字　　数	110千
印　　刷	成都蜀通印务有限责任公司
版　　次	2024年5月第1版
印　　次	2024年5月第1次印刷
定　　价	32.00元

ISBN 978-7-5727-1353-8

邮　　购：成都市锦江区三色路238号新华之星A座25层　邮政编码：610023
电　　话：028-86361770

前言

　　笔者从事儿科临床医疗及儿童保健、儿科教学工作25年，每天在门诊、病房工作中接诊众多的患儿，年龄跨度18岁，从呱呱坠地的新生儿，到刚步入青春期的大孩子们，其症状、病情轻重各不相同。通过常年的儿童保健及临床诊疗工作实践，积累了大量对儿科常见症状的识别和应对经验及对儿科常见疾病的防治经验。对于一些具有共性的、代表性的问题，笔者认为很有必要从一个临床儿科医生的角度，将儿科常见症状的识别、鉴别、解决办法及常见疾病的预防、治疗方法加以分析归纳，分享给广大基层医院儿科医生、全科医生，这正是编写本书的目的。本书分为新生儿篇、生长发育篇、疾病防治篇三部分，对这三部分加以介绍和总结，以期助力基层儿科、全科同仁的临床工作，切实为儿童健康保驾护航，为儿童卫生事业尽绵薄之力。

　　由于时间仓促，水平有限，文中难免有疏漏或不足之处，还望广大读者多提宝贵意见和建议。

目录

新生儿篇

生长发育篇

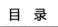

疾病防治篇

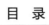

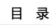

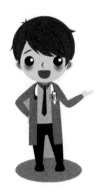

新生儿篇

　　新生儿是指从脐带结扎到出生28 d内的婴儿。新生儿各器官系统都不成熟，脱离母体后对环境适应能力差，免疫功能低下，在喂养、护理等方面存在一系列问题。作为基层医院儿科医生、全科医生，需要熟悉新生儿的分类、新生儿常见的一些生理现象和症状，并向新生儿家长作出合理的解释、指导，必要时予以干预或治疗。

一、新生儿分类

1. 根据出生时胎龄分类

胎龄（GA）指的是从母体最后 1 次正常月经第 1 d 起至分娩时止的时间。根据出生时胎龄，可将新生儿分为足月儿、早产儿、过期产儿三类。①足月儿：37 周 ≤ GA < 42 周的新生儿。②早产儿：GA < 37 周的新生儿，其中 GA < 28 周者称为极早早产儿或超未成熟儿；28 ～ 32 周者称为非常早产儿；32 ～ 34 周者称为中度早产儿；34 周 ≤ GA < 37 周的早产儿称为晚期早产儿。③过期产儿：GA ≥ 42 周的新生儿。

2. 根据出生体重分类

出生体重（BW）指新生儿出生后 1 h 内的体重，根据出生体重，新生儿分为正常出生体重儿、低出生体重儿、巨大儿。①正常出生体重儿：2 500 g ≤ BW ≤ 4 000 g 的新生儿。②低出生体重儿：BW < 2 500 g 的新生儿，其中 BW < 1 500 g 称为极低出生体重儿，BW < 1 000 g 称为超低出生

体重儿。超低出生体重儿大多是早产儿，也有少数为足月或过期产的小于胎龄儿。③巨大儿：BW > 4 000 g 的新生儿。

3. 根据出生体重和胎龄的关系分类

分为适于胎龄（AGA）儿、小于胎龄（SGA）儿和大于胎龄（LGA）儿。①适于胎龄儿：婴儿的 BW 在同胎龄平均出生体重的第 10 ～ 90 百分位之间；②小于胎龄儿：婴儿的 BW 在同胎龄平均出生体重的第 10 百分位以下；③大于胎龄儿：婴儿的 BW 在同胎龄平均出生体重的第 90 百分位以上。

4. 根据出生后周龄分类

分为早期新生儿（early newborn）和晚期新生儿（late newborn）。①早期新生儿：生后 1 周以内的新生儿，也属于围生儿，此期新生儿患病率和死亡率在整个新生儿期最高，需要加强监护和护理；②晚期新生儿：出生后第 2 ～ 4 周末的新生儿。

5. 高危儿

高危儿是指可能发生或已发生危重疾病而需要监护的新生儿。常见于四种情况：①母亲疾病史：母亲有糖尿病、心肺疾病、癫痫、感染、高血压、吸烟、酗酒、吸毒、性传播疾病等病史；母亲为 Rh 阴性血型或过去有死胎、死产史等。②母孕史异常：母亲年龄＞40 岁或＜16 岁，孕期有妊娠高血压、先兆子痫或子痫、羊膜早破、胎盘早剥、前置胎盘、阴道流血等。③异常分娩史：手术产、难产、急产、产程延长、分娩过程中使用镇静或止痛药物史等。④新生儿异常：多胎、窒息、早产儿、小于胎龄儿、巨大儿、宫内感染、遗传代谢性疾病和先天性畸形等。

二、新生儿常见的症状

1. 新生儿生理性体重下降

在刚出生的一周内，新生儿的体重会降低，这是一种正常现象，主要原因是脱离羊水的浸泡后，新生儿皮肤水分丢失、排尿、排胎便、胎脂吸收以及奶量较小等，生后 4～5 d 体重降低最明显，一般降低范围不超过出生体重的 10%，一周左右逐渐恢复出生体重。如果体重下降超过出生体重的 10%，或出生后 10 d 仍不能恢复出生体重，则不能用生理性体重下降来解释了，要注意喂养不足、消化不良、牛奶蛋白过敏、患病等可能性，需要及时查找原因。

■ 2. 新生儿脱皮

新生儿出生前皮肤浸泡在羊水当中，脱离母体后，皮肤出现收缩，生后数天，表皮角化层成为皮屑而脱落，这种现象是正常的，一般1周左右就会脱完，不需要特殊处理。

■ 3. 新生儿小腿弯曲

胎儿的四肢在母体子宫内就是屈曲状态，所以出生后小腿看起来有轻度弯曲，属于正常现象，今后随着婴儿的生长，双腿和臀部肌肉力量逐渐增加，双腿自然会逐渐变直，1岁左右完全伸直。所以要告知新生儿家长，无需干预，更不应该以捆绑等方式矫正小腿的弯曲，捆绑不仅无效，反而会影响下肢血液循环，不利于新生儿正常的体格、运动发育。

■ 4. 新生儿打喷嚏

打喷嚏是新生儿鼻黏膜受外界刺激后出现的一种保护性反应，有利于排出鼻内异物和分泌物。新生儿鼻腔小，鼻黏膜薄嫩、血管丰富，没有鼻毛，对外界刺激非常敏感，很容易受到粉尘、特殊气味或冷空气等刺激而打喷嚏，并不一定是呼吸道感染。如果新生儿反应好、睡眠好、哭声大、呼吸平稳、面色红润、奶量正常，就不必特殊治疗，注意开窗通风、减少各种气体的刺激即可。当然，如果伴有流涕、鼻阻塞、咳嗽、哭闹、吃奶减少等情况，就应该注意上呼吸道感染可能，如果出现呼吸急促、肺部听诊有干湿啰音，则需要考虑肺炎。

5. 新生儿打嗝

膈肌是胸腔与腹腔之间的一种肌肉－纤维结构，新生儿打嗝也称"呃逆"，是因为膈肌收缩或痉挛导致的，喂养过饱、吃奶过快、牛奶温度偏低、胃胀气等都可能诱发打嗝。打嗝时，可嘱家长竖抱新生儿，轻轻拍背，或喂少许温奶以缓解症状。打嗝现象会随着年龄的增长逐渐好转。

6. 新生儿结晶尿

新生儿的尿液有时会在尿布上留下淡红色的痕迹，这是因为新生儿肾脏发育不成熟，尿中的尿酸含量较高，导致形成尿酸结晶，呈现淡红色。如果加强喂养，水分充足了，这种现象就会消失。当然，如果尿色发红，加强喂养也不缓解，就需要做尿液常规检查，和真正的血尿相鉴别了。

7. 新生儿绿便

新生儿出生后的最初 3 d 大便为墨绿色胎便，之后大便逐渐转黄，呈黄色糊状，可含有少量奶瓣，每天 4～6 次，母乳喂养的新生儿次数可能更多一些。如果大便转黄后又出现绿色便，原因与喂养不足或消化不良有关，可以加强喂养，口服益生菌制剂，母乳不足则及时添加配方牛奶。

8. 新生儿黄疸

80% 以上新生儿出生后会出现生理性黄疸，这是一种正常现象。生理性黄疸是因为出生后新生儿红细胞破坏产生胆红素，而肝脏功能又不成熟，肝细胞处理胆红素的能力有限所导致。足月新生儿的生理性黄疸一般在生后 2～3 d 出现，4～5 d 达到高峰，高峰期血清总胆红素一般不高于 205 μmol/L（12 mg/dl），5～7 d 消退，通常不超过 2 周。早产新生儿的生理性黄疸一般在生后 3～5 d 出现，5～7 d 达到高峰，7～9 d 消退，最长可持续 3～4 周，新生儿在生理性黄疸期间吃奶反应良好。如果黄疸出现过早、程度较重，甚至手足、巩膜黄染，吃奶减少、发热、少哭少动等，或血清总胆红素每天增加值超过 85 μmol/L（5 mg/dl），或黄疸迟迟不消退，则要注意新生儿败血症、新生儿母婴血型不合性溶血等病理性黄疸。各种不同原因所致的黄疸，如果超过一定的程度，血中的游离胆红素透过血脑屏障进入脑内，在基底核等部位沉积，造成脑损伤，引起胆红素脑病，出现抽搐、昏迷、发热等，危及生命，或遗留肢体运动障碍、听力障碍、眼球运动障碍、牙釉质发育异常等后遗症。因此，新生儿期需监测黄疸变化，黄疸严重时一定要积极寻找病因，对因治疗，特别是早产儿和出生 1 周以内的新生儿，因为其血脑屏障发育很不完善。

9. 胎脂

刚出生时，新生儿皮肤，特别是颈部、腋下、腹股沟等处可见白色脂性覆盖物，这是由胎儿皮脂腺分泌的胎脂，在宫内对胎儿皮肤具有保护作用。足月儿胎脂较早产儿少。生后数小时，胎脂可由皮肤吸收，对于皱褶处较多的胎脂，可以用消毒纱布蘸取婴儿油轻轻拭去。

10. 生理性红斑

新生儿出生时皮肤粉红色，出生后逐渐变成红色，称为生理性红斑，1 周左右消退，有时伴有脱屑。无需特殊干预。

11. 新生儿红斑

新生儿生后数天全身出现小红疹，这种现象是新生儿红斑，也叫做新生儿毒性红斑，一般出现在出生后 2 周以内，是一种呈弥漫性分布的红斑、丘疹，有的红斑中央可见小白点，主要分布在面部、背部、臀部、四肢，在保暖过度、洗澡后更明显。新生儿红斑没有传染性。如果新生儿吃奶、反应、睡眠、大小便正常，红斑不必特殊治疗，注意不要保暖过度即可，几天后会逐渐消退。

12. 皮肤蒙古斑

有的新生儿出生后臀部、背部可见灰蓝色斑块，大小不一，呈类圆形或不规则形状，斑块处皮肤光滑，这是色素颗粒沉着到皮肤所致，称作皮肤蒙古斑，对新生儿健康没有影响，无需治疗，一般会在幼儿期或学龄期逐渐消退。

13. 粟粒疹

新生儿生后 2～3 d，鼻尖、鼻翼、面部有时会出现小米大小的黄白色疹子，它们是皮脂腺分泌物堆积、毛孔阻塞而成的"粟粒疹"，粟粒疹会自行消退，无需特别治疗。要嘱家长注意防止过度保暖、避免室温过高等，千万不要用手挤压或用针刺破它，否则可能引起局部感染，甚至导致新生儿败血症。

14. 马牙

马牙是指在新生儿上腭正中线上或牙龈长出的粟粒大小的黄白色颗粒，它由上皮细胞堆积而成，也叫作"上皮珠"，生后数周会自然消失，也不会影响新生儿吸吮乳汁。需叮嘱家长千万不要挑破马牙，否则容易发生出血、感染，甚至引起败血症等。

15. 螳螂嘴

螳螂嘴是新生儿口腔内两颊隆起的一种脂肪组织，具有弹性，吃奶时，此脂肪垫协助产生口腔内负压，有利于新生儿进行吸吮。这是一种正常生理结构，无需治疗，更不能挑破，否则会导致新生儿疼痛、出血，甚至发生局部感染、败血症等。当婴儿吸吮期结束，开始吃固态食物时，这两个脂肪垫就会逐渐消失。

16. 诞生牙

有的新生儿一出生就有牙齿，即诞生牙，也称出生牙，指的是正常乳牙的过早萌出。这种情况非常少见，诞生牙一般长在下牙龈，由于牙根尚未发育完善，诞生牙是较软的，并且比较容易松动，通常不会影响新生儿吃奶，不建议立即拔除，但需要密切观察，一旦出现松动，就需要口腔专科医生拔除，以防牙齿脱落后新生儿将其吸入气管引起窒息。

17. 新生儿乳腺肿大

新生儿生后 5 ～ 7 d 可能会出现乳腺肿大，男女新生儿都可能发生此现象，有的新生儿乳腺还会分泌少许乳汁。产生这些现象的原因是新生儿体内存在一些来源于母体的催乳素，此现象一般 2 ～ 3 周就会自然缓解，要告知家长切勿挤压新生儿乳腺，否则容易引起疼痛、新生儿乳腺炎，严重时导致新生儿败血症。

18. 假月经

部分女婴在出生后数天会出现阴道流血现象，这是因为出生后来自母体的雌激素突然中断，雌激素对生殖器黏膜增殖、充血的支持作用也随之中断，继而子宫内膜脱落，导致假月经，一般发生在出生后 1 周左右，如果不伴有其他部位出血，且吃奶反应好，就密切观察，持续 1 周左右会消失。

19. 脐疝

有的新生儿出生后不久会出现肚脐部位隆起，这是小婴儿比较常见的一种状况，叫做"脐疝"，男孩较女孩常见，是因为脐部的腹壁发育比较薄弱，婴儿在啼哭、排便或咳嗽时腹腔内压力增大，腹腔内脏及腹膜穿过薄弱的脐环而凸起，在脐部皮下形成球形的软囊，小则直径约 1 cm，大则直径 2～4 cm，直立位、啼哭时脐疝变大，安静或躺下时会有所缩小或消失，一般不会引起疼痛，也无需治疗，随着孩子腹部肌肉的发育，多数脐疝会逐渐自行消失，但是，如果孩子突然出现剧烈呕吐、烦躁，则可能是脐疝发生了嵌顿、绞窄，需要及时到小儿外科就医，必要时手术治疗，如果 2 岁以上还未自愈，也可以考虑手术治疗。

20. 新生儿腹胀

新生儿的腹部经常都是鼓鼓的，如何判断有没有胀气？如果新生儿精神状态好，呼吸平稳，腹部虽是隆起的，但摸起来很柔软，则说明不胀气；如果新生儿烦躁不安，腹部摸起来是较硬的，就很可能胀气了。这时候可以让新生儿俯卧一会儿，协助排气，但此时要注意把新生儿的面部朝向一侧，以防口鼻被捂住，同时要观察有无呕吐，以防呕吐物误吸引起窒息；也可以面向新生儿，以肚脐为中心，顺时针轻揉其腹部促进肠蠕动和排气。

21. 新生儿哭闹

新生儿经常会哭闹，哭闹常常令父母不知所措，我们该如何教会家长区分各种不同情况下的哭闹呢？新生儿的哭闹有生理性、病理性两种。生理性哭闹是新生儿表达正常生理需求的一种信号，比如：饿了、困了、尿布湿了、过冷、过热等，这种生理性哭闹一般音调不高，程度不剧烈，哭声响亮而有力，一旦生理需求满足或解除引发哭闹的诱因后新生儿哭闹可以立即停止。而病理性哭闹则是新生儿对身体的各种不适的一种表达方式，比如：皮肤瘙痒或疼痛、腹痛、头痛、耳痛等，这种哭闹一般音调较高，持续时间较长，当伴

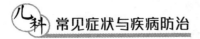

有身体的躁动不安时，很可能存在身体的疼痛或不适。音调高、尖的哭闹可能提示脑部的疾病，比如脑积水、脑出血、脑炎等，须立即就诊，此时医生要注意检查新生儿前囟有无膨隆、前囟张力是否增高，可行颅脑超声、头部 CT 或 MRI 等检查，必要时腰椎穿刺；低调、嘶哑的哭声可出现于先天性甲状腺功能减退症、咽喉部疾病或声带损伤的新生儿，就诊时医生可行甲状腺功能检查、咽喉部检查；哭声微弱则往往提示败血症或脑膜炎等重症，要注意有无前囟张力增高、肌张力改变，需行血常规、血培养等检查，必要时腰椎穿刺检查；哭闹时伴有吸气性喉鸣可能是呼吸道不通畅所致；完全失声往往提示双侧喉返神经损伤。总之，如果新生儿的哭闹不能被安抚，就需要积极查找原因。

三、新生儿喂养

■ 1.产妇开奶

对于刚出生的新生儿喂养，我们要建议产妇尽早开奶，且尽量母乳喂养，提倡"新生儿的第一口食物应该是母乳"。正常的足月新生儿，生后约 30 min 即可开始第一次吸吮母乳，因为尽早吸吮母乳可以防止新生儿低血糖，并且可以促进母亲乳汁的分泌，而且初乳营养非常丰富，含有多种免疫活性物质，有利于促进新生儿肠道功能的建立，减少黄疸、体重下降、胎便排出延迟等情况的发生，还可以有效预防过敏，让新生儿尽早、反复吸吮母亲的乳头，是确保纯母乳喂养成功的关键一步。

2. 纯母乳喂养

所谓纯母乳喂养，顾名思义，指的是只给婴儿哺喂母乳，可口服维生素补充制剂，但不给予其他任何液体或固体食物，当然也不喂水。婴儿出生的最初 6 个月，应该尽量坚持纯母乳喂养。

3. 新生儿喂奶的频次

新生儿喂养应该遵循按需哺乳的原则，指的是根据新生儿饥饱以及母亲乳房胀满的情况，予以频繁地哺乳。也就是说，不应该规定哺乳的次数及间隔时间，也不论白天或夜晚，只要新生儿饿了，或者母亲的乳房胀满了，就可予以喂养，每次喂奶 15 ～ 30 min。

4. 母乳喂养的持续时间

建议纯母乳喂养至少应该持续 6 个月。纯母乳喂养 6 个月后，可以逐渐添加辅食，同时坚持母乳喂养，直至2岁，甚至更长的时间。

■ 5. 母乳喂养的优点

首先，母乳的营养成分最符合婴儿的生理特点，母乳中乳糖含量比牛乳高，且全部溶解于乳汁，更加易于吸收；母乳所含的乳清蛋白多于酪蛋白，在婴儿娇嫩的胃内形成的凝块细小而且柔软，最适合婴儿消化和吸收；母乳中的脂肪在婴儿胃内形成的脂肪球也很细小，有利于吸收；母乳含有乳脂酶，有助于脂肪的消化及吸收，尤其有利于胃肠功能较差的新生儿和胃肠功能较不完善的早产儿；母乳中的钙吸收率比牛奶中的钙吸收率高，所以，母乳喂养的婴儿很少发生低钙血症；母乳，特别是初乳中的锌、碘、铁等微量元素含量较高，可有效促进婴儿生长发育；母乳中的铁吸收率很高，约是牛奶中铁吸收率的5倍，因而母乳喂养的婴儿不容易发生缺铁性贫血；母乳的维生素A、维生素C、维生素E等含量也高于牛奶，更能满足婴儿每日维生素需要量。而且，母乳中含有多不饱和脂肪酸以及牛磺酸、二十二碳六烯酸（DHA）等，这些物质对婴儿大脑发育至关重要。其次，母乳不易导致过敏，母乳中的蛋白质属于人体蛋白质，不容易引发婴儿过敏；而牛奶中的蛋白质属于异体蛋白质，异体蛋白质经过婴儿柔弱的胃肠道，有可能引起湿疹、腹胀、呕吐、腹泻、肠道出血等过敏现象。第三，母乳富含大量溶菌酶、乳铁蛋白、免疫球蛋白等，这些物质能发挥抵抗病原微生物侵袭的作用，提高婴儿的抵抗力。第四，母乳可以直接哺喂，不需加热或消毒，既经济又方便、卫生。母乳的分泌量也可自然调节，泌乳量随哺乳次数及吸吮强度而增减，婴儿吸吮次数越多、强度越大，母乳就会产生越多。最后，母乳喂养还可以促进母婴感情交流，母乳喂养的过程中，母亲怀抱婴儿，婴儿看着母亲，直接接触到母亲温暖的肌肤，感受着母亲的体温，听着母亲熟悉的声音，母婴感情在哺乳过程中得到一种愉悦的交流。

6. 母乳喂养的乳头保健

建议母亲哺乳前用清水清洗乳头，有的母亲乳头内陷，可以用两手拇指从不同角度按捺乳头两侧并向周围牵拉，每日数次；哺乳后可以挤出少许乳汁均匀地涂在乳头上，因为乳汁中含有丰富的蛋白质和抑菌物质，对乳头表皮具有保护作用，能有效防止乳头皲裂。

7. 母乳喂养前的准备工作及注意事项

母乳喂养前，母亲先要给孩子换上干净的尿布，然后清洗双手，再用温水湿热敷乳房 1 ～ 2 min，以促进乳房血液循环，然后从外侧边缘向乳晕方向轻拍或按摩乳房，促进泌乳，然后擦净乳头，开始喂哺。两侧乳房应先后交替进行哺乳。平时母亲要保持睡眠充足，心情舒畅，勤换内衣，经常保持乳头的清洁，防止乳房疾病发生。

8. 令母亲和婴儿舒适的喂奶姿势

正确的喂哺姿势可以让母亲和婴儿都感到舒适，还可以刺激婴儿的口腔动力，有利于吸吮。根据母亲身体情况可选择以下几种体位：卧式、侧卧式、坐位斜抱式。无论采用哪一种姿势，都应该让婴儿身体尽量贴近母亲，使婴儿头颈得到支撑，婴儿的嘴贴近母亲的乳房。产后最初几天，由于母亲体质虚弱、伤口疼痛或身体疲倦，采取侧卧位或卧位较好。以后随着母亲体质的恢复，则可以选择坐位斜抱式喂奶。坐位时母亲应舒适地坐在有靠背的椅子上，背靠椅背，靠背前可放一个软枕，母亲腿上也可放一个垫子，以抬高婴儿的身体，便于吸吮，母亲全身肌肉要尽量放松，一只手托着孩子的颈背部，另一只手托住自己的乳房，婴儿面向着母亲，母、婴身体最好要做到"三贴"（胸贴胸、腹贴腹、下巴贴乳房），婴儿头部与背部要在一条直线上。喂奶时，婴儿的嘴张得很大，含住乳头和大部分乳晕，孩子下唇向外翻，婴儿嘴上方的乳晕比下方多，婴儿慢而深地吸吮，能听见吞咽声；母亲的食指沿着胸壁的乳房根部把整个乳房托起，随着婴儿的吸吮，母亲可用拇指和食指分别放在乳房的两侧，朝胸壁方向轻轻向内挤压，协助排空乳汁。有的婴儿吃奶几分钟后即入睡不吸吮，这时可轻揉婴儿的耳朵或耳垂，或轻轻摇醒婴儿，让婴儿继续吸吮。每次哺乳后，母亲可挤出少量乳汁均匀地涂抹在乳头上，可以有效防止乳头皲裂。尽量让婴儿吸空一侧乳房再换吸另一侧。通常每次哺乳15 ～ 30 min。纯母乳喂养就不要让婴儿使用安抚奶嘴或橡皮奶嘴。母亲身体情况允许时，尽量不要躺着喂奶，以免婴儿呛奶、窒息。

9. 喂奶时如何促进母婴情感交流

母乳喂养时，母婴之间的亲密拥抱、接触以及抚触，可以给予婴儿深刻的心理暗示，使婴儿获得安全感，从而促进母婴情感的交流，所以喂奶时，母亲一定要放松身心，面带微笑，表情自然，用温柔的目光看着自己可爱的孩子，给孩子一种亲切且温暖的感觉。

10. 喂奶后婴儿采取什么样的体位和姿势更舒适、安全

喂奶后一定要注意防止婴儿吐奶或呛咳。所以，喂奶后应将孩子轻轻抱直，头靠母亲肩部，轻拍婴儿背部，将吸奶时吞入胃中的空气排出；也可让婴儿坐在母亲膝上，身体稍向前倾，母亲的一只手托住婴儿的前胸和下巴，另一只手轻拍孩子背部使气体排出。小婴儿的胃较为"水平"，不像大

人的胃那样是"垂直"位的，因此，吃饱后婴儿不宜低头仰卧，而应将头肩部稍垫高，保持右侧卧位，以防婴儿在发生吐奶或呛咳时将奶汁吸入气管而引起窒息。

■ 11. 夜间哺乳注意事项

6月龄以前是需要夜间哺乳的，另外，如果白天母乳吸吮较少，也需要夜间补充哺乳，以弥补白天奶量的不足，否则将影响孩子对营养的摄入总量，妨碍生长发育；且夜间哺乳，催乳素分泌量比白天多，也有利于促进母乳的分泌。但夜间哺乳需要注意，喂奶后不能再让婴儿继续口含乳头入睡，以免婴儿窒息及母亲乳头皲裂，也不能让婴儿含着橡皮奶嘴睡，这样不仅不卫生，也有引起窒息的风险。

■ 12. 如何估计母乳是否充足

每一个母亲都可以产生足够婴儿生长发育所需的母乳。一般吸吮次数越多，产生乳汁就会越多。当然，母亲睡眠不足以及焦虑、紧张等精神因素可能引起乳汁分泌减少。所以，要嘱咐新生儿母亲注意放松心情，睡眠充足。母亲总会担心自己的乳汁是否能满足婴儿生长发育所需，那么，如何教会新生儿母亲判断母乳是否充足呢？首先，如果母亲在每次哺乳前感觉乳房胀满，哺乳后乳房柔软，说明奶量充足。

其次，我们不妨通过婴儿的以下表现来观察、判断母乳是否足够。①观察婴儿的吸吮动作：婴儿有节律、慢而深地吸吮，能听见吞咽乳汁的声音，吃饱后婴儿主动放开乳头安静入睡或表情满足，表明母乳充足；②观察婴儿的尿量：如果每天婴儿的小便在 8 ～ 10 次以上，每次尿量中等，尿色清亮、浅淡，气味小，说明母乳充足；③观察婴儿的大便：出生后每天排墨绿色胎便数次，生后 3 d 左右大便转为黄色，并每天排黄便 4 ～ 6 次，说明母乳足够；④观察婴儿的体重：婴儿生后 1 周左右能恢复到出生体重，之后体重持续增长，足月儿每日体重增加约 20 g，表明母乳充足；⑤观察婴儿的睡眠时间：每次哺乳后婴儿能安静睡眠 2 ～ 3 h，随月龄增大，夜间睡眠时间可长达 5 ～ 6 h，则提示婴儿吃饱了；⑥定期儿童保健门诊体检：婴儿的体重、身长、头围正常，运动、语言、智能等发育良好，很少生病，则反映喂养是足够、充分的。

13. 母亲的饮食注意事项

首先，母亲需要足够的液体摄入量；其次，需要饮食均衡、多样化，每日均需摄入肉、蛋、奶、新鲜水果、蔬菜等食品，尽量避免生冷、刺激性食物和过度油腻食物。坚果、鱼虾蟹类、贝类有可能导致过敏，如果婴儿出现过敏现象，母亲需要停止摄入这类食物。

14. 新生儿是否需要喂水

通常不需要。因为纯母乳中 85% 以上的成分都是水分，完全可以满足新生儿对水的需要。喂水一方面可能使婴儿本就不大的胃被水占据，影响对母乳的摄入，导致营养不良；另一方面喂水可能稀释婴儿胃内的消化液，使婴儿消化功能下降，每日 8 ～ 10 次小便表明婴儿液体量充足。当然，某些特殊情况，比如婴儿发热、腹泻导致缺水，或因天气炎热干燥，导致出汗增多时，对水的需要量增加，可以适当喂一些白开水。

15. 母亲患病，是否可以继续哺喂母乳

母亲患有慢性肾炎、心功能不全、癫痫、恶性肿瘤、精神疾病等，以及感染艾滋病病毒、结核杆菌等时，不能哺喂母乳。母亲患流行性感冒时，应当避免母婴同室直接哺喂母乳，可将乳汁挤出，由他人间接哺喂婴儿，乳汁无需消毒。

16. 母亲需要服药，是否能继续哺喂母乳

常用的抗生素中的青霉素、头孢类，以及退热止痛的对乙酰氨基酚，是比较安全的，但有的药物会通过乳汁给孩子带来不良影响。所以，母亲生病需要服药时，应权衡利弊，若必须服用可能会对婴儿造成不良反应的药物时，则需要暂

停母乳喂养。

17. 新生儿除了吃奶，还需要补充些什么

新生儿除了吃奶，每日需要补充维生素 D400 IU，维生素 D 的作用是促进钙的吸收。母乳喂养或部分母乳喂养的新生儿，生后 3 d 左右就应该开始添加维生素 AD 滴剂，直到 3 岁；对于配方奶喂养的新生儿，如果每天的奶量低于 1 000 ml，仍需要补充维生素 D，以达到每日需要量。对于早产儿，尤其是体重低于 2 kg 的早产儿，每天除需要口服维生素 AD 滴剂，出生后的头 3 个月还需每天额外补充维生素 D 滴剂。

四、新生儿护理

1. 新生儿房间的适宜温度和湿度

建议新生儿房间室温 26 ～ 28 ℃，湿度 55% ～ 60%，以保持新生儿体温恒定在 36.5 ℃左右，房间要经常开窗透气，保持空气流通、新鲜。

2. 新生儿洗澡

新生儿生后 24 h 就可以洗澡了，水温一般控制在 38 ～ 40 ℃左右，家长可用手背试一下水温。脐带残端未脱落时，建议先洗上半身，再洗下半身，避开脐部；待脐带残端脱落，脐部干燥以后，则可把新生儿放入浴盆洗澡，注意用手托住头颈部并露出水面，防止水流进耳鼻，洗澡时间不宜过长，洗后及时用干浴巾擦干全身。为防止尿布疹发生，建议家长每次大便之后用清水清洗新生儿臀部，勤换尿布，若出现红臀，予以紫草油或氧化锌软膏外用，每天两次，并尽量暴露发红的局部皮肤。

3. 脐带残端的脱落与护理

脐带残端一般在生后 1 ～ 2 d 时自然干燥，1 周左右脱落。脐带残端脱落之前应该保持脐部干燥，不要沾水，尿不湿不要接触到脐部，以免摩擦脐部引起损伤或脐部被尿液污染，脱落前、后均可予以碘伏消毒，消毒的顺序为从中间到周围，环形消毒，然后需更换棉签重复 1 ～ 2 次。如果脐带残端 10 d 以后仍未脱落，则要注意有无脐部感染。

4. 新生儿的衣着选择

新生儿皮肤娇嫩，应尽量选择柔软、透气、宽松的棉质衣物，颜色尽量浅淡，标签应及时去除，不宜使用纽扣、拉链等，以免损伤新生儿皮肤。另外，要告知家长，袜子里层的线头也应特别注意，如果缠绕在新生儿足趾上未被及时发现，可能引起局部缺血甚至足趾坏死，因此可以建议家长把新生儿袜子里、外面反穿，避免伤害。值得一提的是，新生儿衣着厚度要适中，并不是越多越好，过度的包裹反而会使其不适，因为新生儿的汗腺尚未发育完全，大脑体温调节中枢发育也不完善，自我调节体温的功能还不健全，所以保暖过度会引起发热、呼吸加快、脱水，甚至惊厥、呼吸衰竭等，出现捂热综合征。

5. 新生儿睡姿

新生儿侧卧、仰卧均可。侧卧要注意两侧交替，在仰卧位时应适度呈头高足低位，注意防止呕吐物反流引起窒息。

6. 婴儿抚触

婴儿抚触是对婴儿的一种全身按摩，可以促进婴儿生长发育、缓解胃肠胀气、有助消化吸收、减少哭闹、促进睡眠、增进亲子关系等，新生儿期即可开始进行。婴儿抚触每天 1～2 次，每次数分钟，一般选择奶后 1 h 左右。婴儿洗澡后，调节好室温，手法从轻开始，以后可逐渐增加力度，以使婴儿舒适为宜。按摩以头部、胸部、腹部、四肢、手足、背部的顺序进行。抚触使婴儿全身的肌肉得到按摩，促进局部血液循环，也被动地接受了肢体锻炼。

五、新生儿疾病

1. 脐肉芽肿

若新生儿脐带残端与尿不湿等异物反复摩擦受创或继发感染等，在局部形成小的鲜红色肉芽组织增生则为脐肉芽肿。脐肉芽组织表面湿润，有少许黏液或血性、脓性渗出物，可用碘伏清洁肉芽组织表面，一日多次，多数预后良好，对于顽固肉芽组织增生者，脐部呈灰红色，表面有血性分泌物，则需10%硝酸银烧灼或外科剪除。

2. 脐炎

细菌侵入脐带残端并繁殖所引起的急性炎症，称为脐炎。常见病原菌为金黄色葡萄球菌、大肠杆菌、溶血性链球菌等。脐炎临床表现为脐部皮肤红肿，或渗出少许脓性分泌物，严重者脐部红肿发硬，脓性分泌物较多，并向周围皮肤扩散，引起腹壁蜂窝织炎、脓肿、败血症等。轻者局部予3%过氧化氢溶液或碘伏清洗，每日2～3次；脐周有扩散者需选用抗生素静脉注射；如有脓肿形成，需外科切开引流。

3. 新生儿维生素K₁依赖因子缺乏症

维生素 K_1 与新生儿血液中的凝血因子 Ⅱ、Ⅶ、Ⅸ、Ⅹ 的产生密切相关。而新生儿肝脏的维生素 K 储备量不足，出生时肠道正常菌群尚未建立，所以维生素 K 合成也不足，可能导致凝血因子 Ⅱ、Ⅶ、Ⅸ、Ⅹ 的产生不足，凝血功能下降，凝血酶原时间显著延长，出现出血，轻则皮肤有出血点、脐带残端渗血，重则可能发生消化道出血、脑出血等。所以，所有新生儿生后均需立即肌内注射维生素 K_1 0.5～1 mg 预防新生儿出血病，足月儿仅需一次，早产儿可连续肌内注射 3 d。早产儿、长期静脉营养、慢性腹泻病、肝胆疾病的高危儿应每周肌内注射 1 次维生素 K_1 0.5～1 mg。母亲也应适当补充维生素 K，多食用新鲜蔬菜水果。

4. 母婴血型不合溶血症

母婴血型不合溶血症是由于母子型血不合引起的同族免疫性溶血。ABO 血型不合溶血主要发生在母亲 O 型而胎儿 A 型或 B 型，Rh 血型不合溶血主要发生在母亲 Rh 阴性而胎儿 Rh 阳性。Rh 溶血比 ABO 溶血少见，但程度更重，除引起过早出现的黄疸、程度较严重的贫血外，还可能出现抽搐、水肿、心力衰竭、肝脾肿大等，危及生命。要预防此症的发生就需要对血型特殊的母亲做好产前诊断及产前治疗，生后视新生儿病情予以持续蓝光治疗消退黄疸、输注人免疫球蛋白阻断溶血，必要时需换血治疗等。

5. 喉软化症

新生儿出生后不久，咽喉部不时会发出"呼呼"的声音，这是"先天性单纯性喉喘鸣"，又称"喉软化症"，是因为新生儿的喉部结构比较松弛，吸气时向内塌陷，堵塞喉腔上口而发出的喘鸣，是新生儿期喘鸣最常见的原因，占新生儿喉鸣的 65% ～ 70%。喉鸣一般呈高音调鸡鸣样的喘鸣声，也有的为低音调的震颤声，多数在吸气时发生，严重者呼气时也可发生。症状一般为间歇性出现，俯卧时减轻或消失，仰卧时明显，睡眠或安静时消失，啼哭和烦躁不安时明显。喉鸣时常伴有锁骨上窝、肋间和上腹部凹陷，但新生儿生长发育良好，哭声正常，没有面色发绀。除少数新生儿喉鸣可在出生时即出现之外，大多数新生儿喉鸣在生后 2 ～ 4 周出现，在 8 ～ 12 个月期间逐渐加重，然后随着喉部的发育逐渐减轻，18 ～ 24 个月时完全缓解。因此，绝大多数的轻症不需要特殊治疗。家长应按时给新生儿补充维生素 D，促进喉部的发育、健全，并积极预防呼吸道感染，仅个别严重病例需要外科治疗。

6. 婴儿湿疹

若出生 20 多天的新生儿，头皮、面部、胸背部、四肢开始出现细小的红色丘疹，有时还伴有渗液、水疱、结痂、哭闹、洗澡后更加明显，这是婴儿湿疹，与过敏有一定关联，程度轻的不用处理，母亲注意尽量避免进食鱼虾蟹、花生、芒果等可能导致过敏的食物。轻度、小范围的湿疹可以予以宝宝霜、炉甘石洗剂外用；如果湿疹范围较广，程度较严重，引起新生儿哭闹不安，可短期予以适量含激素的软膏（如：地奈德乳膏、丁酸氢化可的松乳膏）外用；如果渗液明显、水疱破溃，可予以抗生素软膏防治感染。

7. 血管瘤

有的新生儿出生后数周在皮肤上出现大小不一的鲜红色斑块，形态不规则，这是血管瘤。婴儿血管瘤是婴儿常见的良性肿瘤，是血管内皮细胞异常增殖而成，发病率为 3% ～ 5%，女婴多于男婴。血管瘤可分布于头皮、面颈部、躯干、四肢等部位。根据血管瘤的部位深浅，可分为浅表血管瘤、深部血管瘤、混合血管瘤。婴儿血管瘤有的可自行消退，有的会在生长发育过程中逐渐增大、增厚，需要医学干预。对于较明显的血管瘤，可根据情况选择外用噻吗洛尔、口服激素、局部注射药物、激光治疗等，对于较严重的血管瘤，可能需要外科手术治疗。

■ 8. 尿布皮炎

新生儿在使用尿布、尿不湿后，经常出现臀部发红，这是发生了"尿布皮炎"。尿布皮炎主要出现在下腹部、腹股沟、外阴、肛门周围等被尿布覆盖的部位，原因是尿里所含的尿素被粪便中的细菌分解而产生氨，刺激皮肤发红、发炎，严重时还会出现皮疹、水疱、溃疡，甚至皮肤糜烂等，属于一种接触性皮炎。为预防尿布皮炎，要建议家长勤换尿布，尿布外部不能用塑料布包裹，每日用清水清洗臀部及外阴，大便后及时用清水清洗肛门及其周围，并保持干燥。程度轻的尿布皮炎经暴露臀部，外用紫草油、氧化锌软膏、炉甘石洗剂等可以缓解，程度较重时可能会伴发细菌、真菌感染，必要时需要外用抗生素、抗真菌类软膏。

六、新生儿预防接种和疾病筛查

■ 1. 新生儿期需要接种的疫苗

新生儿出生后 24 h 内接种第一次乙肝疫苗，生后 3 d 接种预防肺结核的卡介苗。满月接种第二次乙肝疫苗。

2. 新生儿四病筛查

新生儿四病筛查是在孩子出生后 72 h, 哺乳至少 6 次后, 采集足底血对四种先天性疾病进行筛查, 这四种疾病在刚出生时没有明显的症状, 但危害较大, 可以治疗, 所以需要尽早发现。①先天性甲状腺功能减退症: 此病为先天性甲状腺激素缺乏, 表现为吃奶少、黄疸延迟不退、皮肤粗糙、水肿、腹胀、便秘、生长发育落后、智力低下等, 此病需要终生予以口服甲状腺素治疗; ②苯丙酮尿症: 因基因突变导致苯丙氨酸羟化酶缺乏, 使苯丙氨酸及其代谢产物在体内蓄积, 引起智力落后、皮肤变白、毛发变黄、身体散发鼠尿臭味等, 及早发现应予以低苯丙氨酸配方奶喂养; ③先天性肾上腺皮质增生症: 会引起性发育异常、电解质紊乱等, 及早发现可以予以激素治疗; ④红细胞葡萄糖 -6- 磷酸脱氢酶缺乏症: 患病婴儿红细胞缺乏葡萄糖 -6- 磷酸脱氢酶, 导致红细胞在蚕豆、药物 (某些抗疟药物、磺胺类药物、解热镇痛类药物等) 的作用下发生破坏而出现贫血、黄疸, 及早发现可以尽量避免接触这些诱发因素, 从而减少发病, 提升生活质量。此四病为先天性疾病, 危害较大, 但可防可治, 且越早越好, 所以四病筛查很有意义, 广大基层医院儿科医生和全科医生务必做好宣教, 提醒广大新生儿家长重视。

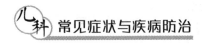

■ 3. 新生儿听力筛查

先天性听力障碍在正常新生儿的发病率是 0.1% ～ 0.3%，在新生儿重症监护室的发病率为 2% ～ 4%。听不见当然就不会学着说，听力障碍会引起语言发育迟缓、智力发育缺陷，降低社会适应能力，而对听力障碍进行干预的最佳时间是出生后的前 6 个月。可见，对先天性听力障碍应该尽量早期发现、早期诊断、早期干预，保障语言的顺利发育。听力筛查一般采用耳声发射或自动听性脑干诱发反应，在新生儿出生后 3 ～ 5 d 进行筛查，对于听力筛查异常（未通过）的新生儿应在 3 月龄时进行听力学和医学评估确保在 6 月龄内诊断是否存在先天性或永久性听力损失，一旦确诊听力异常，则需要根据听力损失的程度及类型，选择适合的方法及早进行干预措施，这些方法包括手术、物理的声放大、人工耳蜗植入以及听力矫正之后的语言康复训练。

生长发育篇

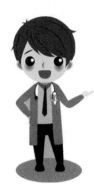

　　走过新生儿期，经历婴儿期、幼儿期、学龄前期、学龄期、青春期，儿童方能逐渐成长为成年人。在各阶段的儿童保健方面，我们医务人员既要重视孩子体格的健康成长，也不应忽略心理健康的重要性，应呵护孩子身体、心理均健康地成长。这一篇我们一起来探讨孩子成长过程中可能面临的各种问题及解决办法。

一、儿童保健

1. 儿童年龄阶段分期

婴儿期：出生至 1 周岁之前

幼儿期：1 岁至满 3 周岁之前

学龄前期：3 周岁至 6～7 岁入小学前

学龄期：自入小学起（6～7 岁）至青春期前

青春期：开始性发育的儿童。女童自 9～11 岁开始，男童自 11～13 岁开始。青春期发育一般持续 8～10 年。

2. 儿童保健的内容

儿童保健的内容包括：测量儿童的体重、身长（高）、头围、胸围、坐高等；评估儿童生长发育指标是否在正常范围内，是否存在生长偏离；体检各器官系统是否发育正常；予以营养指导和采取疾病预防措施；评估运动、语言、神经心理行为、社会适应性的发展是否正常等；制订儿童常见发育行为异常的干预、训练方案。

3. 儿童保健的间隔时间

6个月以下：每月一次。6个月～1岁：每两个月一次。1～2岁：每三个月一次。2～6岁：每半年一次。6～18岁：每年一次。

早产儿、出生前后有高危因素的婴儿、体弱多病的婴儿可以适当增加儿童保健次数。

4. 儿童保健测量头围的作用

儿童保健的时候，测量身高、体重的意义是众所周知的，那么测量儿童头围的作用是什么呢？头围大小的偏离，往往提示一些疾病，例如：头围过小，即与正常同年龄、同性别正常儿童的头围均值的差距超过2个标准差或低于第3百分位数，就是"小头畸形"，提示可能伴有脑发育不良、智力低下、运动落后、染色体异常、基因突变等；相反，头围过大，指的是头围与同年龄、同性别正常儿童的头围均值的差距超过2个标准差或高于第97百分位数，除少数家族性头大以外，往往提示脑积水、脑肿瘤、遗传性疾病等。

5. 影响体格生长的因素

影响体格生长的因素有：遗传因素、环境因素（自然环境、社会环境、家庭环境）、营养状况、睡眠、运动、疾病状况等。总之，儿童体格生长发育水平是多种因素共同作用的结果，遗传决定生长发育的可能性，其他因素决定生长发育的现实性。

6. 婴儿按摩

对婴儿进行按摩是有必要的。婴儿按摩有助于促进消化、循环、呼吸等功能及四肢肌肉的放松，婴儿按摩的作用有增加体重、安抚情绪、缓解疼痛、有益睡眠等，同时，婴儿按摩也是父母与婴儿之间很好的情感交流方式之一。按摩时可使用少量婴儿润肤露，在婴儿面部、胸部、腹部、背部及四肢有规律地轻柔捏握，每日早晚各 5 ~ 10 min。

7. 母乳喂养需要持续多长时间

母乳是婴儿成长最天然、最安全、营养最全面的食物。建议纯母乳喂养持续 6 个月，母乳喂养持续至 2 岁。

8. 如果没有母乳该怎么办

如果实在没有母乳，就只能选择配方奶。婴儿配方奶是不能纯母乳喂养时的无奈之选，或者 6 月龄后作为对母乳的补充。6 月龄前放弃母乳喂养对婴儿的健康是不利的。如果因为母亲患病或服用某些药物、母乳确实分泌不足无法全部母乳喂养时，方可选择婴儿配方奶，但不可以给予普通液态牛奶、豆奶粉、蛋白粉、成人奶粉等。

■ 9. 部分母乳喂养的婴儿，配方奶如何添加

部分母乳喂养的婴儿，配方奶的添加方法有两种：①补授法：当 4 月龄内的母乳喂养婴儿体重增长不满意时，往往提示母乳不足。此时用配方奶补充喂养应采用补授法。补授时，母乳哺喂次数一般不变，每次先喂母乳，将两侧乳房吸空后再以配方奶补足母乳不足的部分，补授法有利于刺激母乳分泌。补授的乳量由婴儿食欲及母乳量的多少而定，即"缺多少补多少"。②代授法：母乳喂养的婴儿在 4 ～ 6 月龄时，若母乳不足，或母亲即将结束产假开始工作，为了补充母乳的不足或断离母乳，逐渐引入配方奶，应采用代授法，即在某一次母乳哺喂时，有意减少哺喂母乳量，而增加配方奶量，逐渐替代此次母乳，依次类推，直到完全替代所有的母乳。

需要注意的是：这两种方法适用于不同的月龄。假如 4 月龄内的婴儿用代授法，减少了母乳哺喂次数，乳头得到的刺激减少，乳汁分泌量会逐渐减少。而 4 ～ 6 月龄婴儿如用补授法，婴儿容易眷恋母亲，难以断离母乳。

■ 10. 喂奶的频次

婴儿自刚出生到 3 月龄，食物就是奶，所以顿数最多，

也就是我们说的"按需哺乳"，大概每 3 h 哺乳一次，每天 8 ~ 10 次，每天奶量 500 ~ 750 ml，这个月龄阶段，只要婴儿哭闹了，愿意吸吮，就可以哺乳。当然，婴儿哭闹的原因比较多，比如饿了、尿布湿了、困了、不舒服了、病了，如果哭闹的婴儿愿意吸吮，给予喂养则哭闹能自行停止，就应该是饿了，可以喂奶。4 ~ 6 个月以后仍应继续纯母乳喂养，但就要逐步定时了。

■ 11. 溢奶

小月龄的婴儿，特别是 3 个月以内的婴儿吃奶后总是很容易溢奶。15% ~ 20% 的小婴儿吃奶后容易出现口角溢出奶汁，称作溢奶，这与婴儿的胃呈水平位、贲门（即胃与食管交界处）的肌肉松弛有关。此外，奶头过大、喂养过度、喂奶时吞入较多空气也会引起溢奶。所以，叮嘱家长喂奶后应将孩子竖抱片刻，轻轻拍背部，躺下时床头抬高 30° 左右，采取右侧卧位，防止呕吐物被吸入气管引起窒息。

■ 12. 4~6个月婴儿的喂养

4 ~ 6 个月的婴儿应该继续纯母乳喂养，需要逐步定时，约 3 h 一次，每次奶量增加，每天总奶量 800 ~ 1 000 ml。

13. 婴儿添加辅食的时间

辅食是指婴儿除了母乳或配方奶之外的辅助食品。建议在 6 月龄时开始添加辅食。对于早产儿应适当延后。

14. 添加辅食过早或过晚对孩子的影响

过早添加辅食，会影响母乳的吸收，也容易因婴儿消化系统不成熟而引发胃肠不适，如：食物过敏、消化道感染等。如果添加过晚，则可能错过咀嚼功能和味觉发育的关键时期，引起断离母乳困难、营养不全面等问题。

15. 辅食添加原则

添加辅食的原则是：每次只添加一种新食物，由少到多、由稀到稠、由细到粗、由软到硬，循序渐进。刚开始可以先添加强化铁的谷物，由少量（1 勺）开始，逐渐增加，适应后依次逐步添加瓜类、块根类蔬菜泥、果泥、蛋黄、肉泥等，每引入一种新的辅食均需要观察 3～5 d，看看婴儿是否适应与耐受，然后再添加新的品种。刚开始添加辅食不加油、盐，不加糖以及其他调味品，不加水或果汁，7～9 月以后应少盐、少油、少糖。1 岁前不加蜂蜜或糖水。

16. 如何让婴儿适应辅食

婴儿适应各种辅食有一个过程，刚开始添加辅食的时候，如果婴儿不愿意吃，家长一定要有耐心，可以在辅食品中添加适量配方奶，这样让辅食的口感变得更滑爽、细腻，味道也比较熟悉，能增强孩子的食欲。另外，选择颜色比较鲜艳、花样比较独特的碗、勺，可以刺激孩子的食欲，慢慢地孩子对辅食就有兴趣了。

17. 添加辅食应该用勺

用勺进食可以锻炼孩子的咀嚼能力，也可促进嘴唇和舌的运动，有利于促进语言发育。当孩子能自行使用勺时，用勺的过程可以促进手眼协调能力。

18. 添加辅食后便秘怎么办

添加辅食后，婴儿大便次数减少，由糊状逐渐变成软条状，有时可能会出现便秘。便秘的婴儿应适当增加菜泥、碎菜、果泥、水果块等含纤维丰富的食物，促进排便。

19. 半岁以后婴儿的喂养

6～7月龄：每日奶类4～5次，每次奶量增加，每天总奶量800～1 000 ml，辅食为含有强化铁的米粉、面条或稠粥、菜泥、果泥、少量添加肉类、蛋黄，这一阶段辅食可以替代一次奶量，建议坐婴儿餐椅与成年人共同进餐。8～12月龄：逐渐以配方奶替代母乳，每天喂奶4次，全天总奶量 800～1 000 ml，软食 1～2 餐，包含碎菜、水果块、肉类等，学习自己用勺、用杯，自己拿"条状"或"块状"水果、蔬菜进餐，学习咀嚼，每日与成人同桌进餐 1～2 次。

20. 鸡蛋的添加方法

一般在 6～7 个月可以少量添加蛋黄，适应后逐渐加量，而蛋白是可能引起过敏的，应该稍晚一些添加，一般在 8～9 月龄，适应蛋黄后，可少量尝试蛋白，添加后要嘱家长注意观察孩子有没有皮疹、腹胀、呕吐、腹泻等不良反应，如果能适应，再逐步加量。

21. 母乳转换成配方奶的过渡

6 个月后，母乳转换成配方奶，有的婴儿会拒绝，因为婴儿对配方奶和奶瓶、奶嘴有一个逐渐适应的过程，母亲应该有耐心，比如：可在婴儿饥饿时先予以配方奶喂养，逐渐适应。

22. 断夜奶

断夜奶的目的是让婴儿养成良好的饮食习惯，有助于睡眠和减少奶对牙齿的影响。可以建议家长在 7～8 个月开始断夜奶。当然，这需要一个过程，也有个体差异，如果婴儿已经开始萌牙，且夜间吃奶量较少，就可以逐步减少夜间喂奶量和喂奶次数，逐渐断夜奶。

23. 如何测试牛奶温度是否合适

配方奶冲调好以后，可以用温度计测量牛奶温度，也可以将奶汁滴到大人的手背上试温，大人不可直接用嘴试温度，这样容易把口腔细菌带给婴儿。

24. 婴儿是否需要常规补钙

不需要。足月正常出生体重的孩子，在保证每日所需维生素 D、吃奶充足的情况下，母乳或配方奶中的钙足以满足其需要，不必补钙。

25. 盐的添加时间

7 月龄以前的孩子，从天然食物和母乳中获取的钠就可以满足身体对钠的需要量，对于 7 月龄以后的孩子，可以添加少量盐。

26. 婴儿萌牙与牙齿出齐

牙齿的发育包括矿化、萌出和脱落。新生儿出生时牙齿已经完全矿化，只是牙胚隐藏于颌骨中，被牙龈覆盖。婴儿一般在 6 ～ 10 月龄开始萌出乳牙，乳牙 20 颗，3 岁左右出齐。萌牙的顺序为：下颌先于上颌，由前往后进行。当然，乳牙萌出时间、顺序、出齐时间是存在个体差异的。萌牙延迟指的是 13 个月仍未萌牙，其原因可能与遗传、食物、疾病等有一定关系，咀嚼运动有利于牙齿的生长。6 岁左右乳牙开始脱落，恒牙逐渐萌出，男孩换牙的时间较女孩略晚，换牙顺序与萌牙顺序基本相同，恒牙共 32 颗，一般 20 多岁时出齐。

27. 萌牙时婴儿可能出现的现象

萌牙是一种生理过程，婴儿在此时期可能会有流口水、咬奶嘴、烦躁不安、低热、睡眠不安稳等表现，喜欢吸吮手指或啃咬质地坚硬的食物、玩具等，可以给婴儿磨牙饼干，有助于乳牙萌出、纠正咬奶嘴的习惯，也训练了咀嚼能力。

28. 关于把尿

目前，不建议给孩子把尿。如果长期把尿，其膀胱括约肌得不到锻炼，导致膀胱容量小、憋不住尿，而出现尿频等；把尿时间长了，孩子的肛门周围压力加大，会对娇嫩的肛门括约肌造成损伤，引起肛裂、肛门直肠脱垂、肛周疼痛等；在孩子脊椎和髋关节发育还未成熟时，长时间不正确的把尿姿势非常容易弄伤孩子，增加骨骼发育不良的风险，造成脊柱侧弯、驼背等情况。

29. 孩子多大可以不用尿不湿

孩子在一岁半之前，可以 24 h 使用尿不湿。一般幼儿在一岁半左右可以控制大小便，一岁半以后白天就可以训练孩子自己排尿、排便，晚上使用尿不湿。两岁以后白天、晚上都可以训练孩子自主排便，所以尿不湿一般可以用到两岁。

30. 各年龄阶段孩子的睡眠时间

随着年龄增长，孩子的睡眠时间逐渐减少。新生儿每天睡眠时间 14 ～ 20 h；2 ～ 3 月龄婴儿开始有昼夜睡眠规律；2 ～ 6 月龄婴儿每天睡眠时间 12 ～ 16 h；7 ～ 12 月龄婴儿连续睡眠时间 7 ～ 8 h，白天可有 2 ～ 3 次小睡，每天总睡眠时间 11 ～ 15 h；1 ～ 3 岁的儿童白天可有 1 ～ 2 次小睡，每天总睡眠时间 10 ～ 14 h；学龄前期睡眠模式基本接近成年人，总睡眠时间 10 ～ 12 h；到学龄期总睡眠与成年人一致，为 9 ～ 11 h，青春期每天睡眠时间 8 ～ 10 h。

31. 夜醒

夜醒是婴儿睡眠发育过程中的正常现象，对婴儿自身是一种保护机制，指的是有的婴儿夜间会在睡眠中醒来。睡眠中如果出现环境温度不合适、光线不合适、周围噪声、过饱、饥饿等可能导致夜醒；另外，呼吸不畅、肠胀气、肠痉挛等影响婴儿健康的状况，也会引起婴儿夜间醒来。婴儿的睡眠发育程度也有个体差异，婴儿睡眠发育的成熟度不同，夜醒的发生频次也不同。

■ 32. 如何引导婴儿大运动的发育

要训练孩子达到各阶段的运动能力，首先要让父母清楚自己的孩子所处月龄阶段应该具有的大运动能力，然后加以引导。比如，2个月的婴儿，可以在两次喂奶之间，让其俯卧一会儿，用颜色鲜艳的玩具吸引他抬头；三四个月的婴儿可以让其俯卧，然后把玩具放在一侧，吸引他翻身来拿；五六个月的婴儿可以让他背靠着垫子坐一会儿，以后逐渐过渡到独坐；八个月以后的婴儿多练习爬行；一岁左右由大人牵手练习走路。

■ 33. 婴儿不愿翻身怎么办

发育正常的婴儿4～5个月应该可以翻身了。当然，每个婴儿的发育进程会有些许差异，另外，体重偏重、衣着过多、维生素D缺乏等可能影响翻身。如果婴儿4个多月，还不愿翻身，可以嘱家长适当予以翻身练习。练习时，教会家长将孩子喜欢的玩具放于其一侧，吸引孩子侧身，家长适度扶着孩子的小屁股，拉着他一侧的小手，辅助他完成翻身动作。

34. 有利于保证睡眠的措施

有利于保证儿童睡眠，促进正常发育的措施包括：白天给予充足的食物和水，进行适量的社交和体育活动；避免进食茶、咖啡等饮品；保证卧室恒定的环境噪声、温度以及光线强度；保持较为固定的睡眠时长、规律的就寝和唤醒时间；卧室不要放置电视机、电脑等电子产品；培养儿童较强的自我抚慰能力；父母给予足够的关爱，让儿童有充分的安全感。

35. 大运动和精细运动

孩子的运动发育包括大运动和精细运动，什么叫大运动，什么又叫精细运动呢？大运动是指身体对大动作的控制，大运动使儿童能够在周围环境中活动，如抬头、翻身、坐、爬、站、走、跑、跳等；精细运动是手指精细运动的发育，如伸手够物、抓握物品、握物品换手、拇指－食指取物、画画、叠积木、翻书、写字等。精细运动做得越好代表手的灵活度越高、手眼协调能力越强。婴儿运动发育的程度和水平，能反映其脑、脊髓、肌肉等的发育是否正常，同时也能反映婴儿心理发展程度。

■ 36. 各年龄阶段大运动的发育标准

1 月龄：俯卧时抬头。2 月龄：俯卧时抬胸。3 月龄：俯卧位时用肘部支撑着抬头。4 月龄：俯卧位时用腕部支撑着抬头，从俯卧位翻身到仰卧位。5 月龄：从仰卧位翻身到俯卧位，在靠背、枕头的支撑下坐片刻。6 ～ 7 月龄：独立坐。8 月龄：爬行，由爬转换到坐，拉着栏杆站起来。9 ～ 10 月龄：用手和膝部爬行。11 月龄：由大人扶着或牵手行走。1岁：独立行走。1 岁半：会跑。

■ 37. 多大的孩子可以用背带背着

如果孩子会独坐，而且坐得比较稳，说明脊柱发育比较稳固，方可用背带背着，一般至少在 7 月龄以后能发育到此程度，且时间不宜过长，建议尽量把孩子背在家长胸前，孩子和家长面对面，一是便于亲子交流，二是利于观察孩子面色等情况，而背在背上有口鼻被捂住导致窒息的风险。

■ 38. 各年龄阶段的精细运动发育标准

新生儿：双手握拳状。3 月龄：拳头能松开，并会在胸前玩手。4 月龄：用手掌握物，手可伸过身体中线。5 月龄：大拇指参与握物、伸手抓物放入口中、物品从一只手换到另一只手。6 月龄：大拇指参与抓取较大的物品。7 月龄：能自己玩弄小物品，并出现敲、捏等探索性的动作。8 月龄：大拇指参与抓取较小的物品。9 ～ 10 月龄：不熟练地使用拇 - 食指捏起较小物品，会撕纸。11 月龄：熟练地运用拇 - 食指拿起小物品。1 岁：有意识地放开物品。16 月龄：学着用勺，模仿画画。1 岁半：拉脱手套或袜子，用笔自主涂画、叠 2 ～ 3 块积木。2 岁：拿着杯子喝水，模仿画直线和圆，叠 6 ～ 7 块积木，一页一页地翻书。3 ～ 4 岁：玩橡皮泥、拧开瓶盖，敲打东西，画圆圈，画出人体的头部和身体的某一部分。4 ～ 5 岁：剪纸，自己穿鞋带。5 ～ 6 岁：折纸、剪复杂的图形、用笔学习写字等。

39. 怎样选择适合孩子的玩具

儿童保健医生应教会家长选择适合孩子年龄，且安全的玩具。有些家长喜欢给孩子买很多玩具，但是，玩具并不是越多越好。玩具需要符合孩子的年龄。其实，有时候，一张纸，一个苹果，一个奶瓶，都可以成为孩子的玩具。比如，撕纸这个动作，就可以训练 9 个月左右孩子的精细运动。下面几类玩具均不建议给孩子玩耍：一些带绳子的玩具、边角锐利的玩具，可能缠住手指或刺伤身体；体积太小的玩具或零件易脱落的玩具有误吞甚至误吸入气管的危险；闪烁发光的玩具、激光笔可能影响视力等。

■ 40. 语言发育

语言是人类所特有的一种高级神经活动。语言的发育也有一个循序渐进的过程。从 2 ~ 3 月龄会发喉音，6 ~ 7 月龄会发唇音，逐渐到 1 岁左右有意识地叫"爸""妈"，2 ~ 3 岁能说短语、短句，6 岁左右能流利说话。在这个过程中，叮嘱父母要和孩子多交流，多让孩子模仿和练习，发音不准及时纠正等。

■ 41. 独立进食

一般的孩子在 1 岁半左右就可以独立使用勺、筷子进食。一开始，可以用勺子来训练，如果勺子拿稳了，就可以逐渐使用筷子了。由于每个孩子的动手能力不同，以及训练的时间、程度不同，有些孩子可能在两岁左右才可以自己吃饭。在孩子自己吃饭的过程中必须注意安全，要有成人监护，以防止发生呛咳、哽噎等，吃饭的时候要注意力集中，并叮嘱家长在孩子进食时不要与其说笑或让其看电视等。

■ 42. 学龄前期儿童饮食方面的注意事项

对于学龄前期儿童，要注意按时进餐，培养良好的进食及卫生习惯，鼓励自己使用餐具进餐，进餐时间控制在 30 min 以内，不吃零食、不挑食、不偏食。

43. 儿童每日需要摄入的营养素

生长发育期的儿童每日需要的营养元素包括。①宏量元素：蛋白质、脂类、糖类。②微量营养素：矿物质、维生素。③其他膳食成分：膳食纤维、水。所以，食品应做到多样化、不挑食、不偏食，营养才能全面。

44. 学龄期儿童是否还需要喝牛奶

6 岁以上的学龄期儿童，开始上学了，仍需要每天喝牛奶，牛奶是补钙的首选食物。建议每天喝牛奶至少 500 ml，基本可以满足机体对钙的需要量，青春期的儿童建议每天喝牛奶至少 750 ml。

45. 学龄期儿童的运动时间

对于 6 岁以上的学龄期儿童，建议每天中高强度运动 1 h 左右，中高强度运动可选：篮球、足球、排球、乒乓球、武术、游泳等。

46. 多汗

儿童总是出汗，很多人认为就是缺钙，其实不一定。首先，儿童处于生长发育阶段，又活泼好动，出汗一般都会比成年人多。身体某些部位（手掌、足底、腋下、会阴）局部多汗是生理性的，不必担心。如果安静、睡眠时仍多汗，则可能与遗传有关，也可能是病理性的。病理性也不一定都是缺钙所致，病理性多汗可见于：各种原因引起的发热、疼痛、佝偻病、营养不良、低血糖、糖尿病、甲状腺功能亢进症、退热药物过量、某些中毒等。因此，对于显著多汗的儿童，儿科医生应该通过各种相关检查加以鉴别，不要盲目补钙。

47. 预防接种

全程的预防接种包括以下疫苗：

出生：卡介苗。0、1、6 月龄：乙肝疫苗。2、3、4 月龄、4 岁：脊髓灰质炎疫苗。3、4、5 月龄、18 月龄：百白破疫苗。6 岁：白破疫苗。8、18 月龄：麻腮风疫苗。8 月龄、2 岁：乙脑减毒活疫苗。6、9 月龄：A 群流脑疫苗。3、6 岁：A+C 群流脑疫苗。18 月龄：甲肝减毒活疫苗。8 月龄、2 岁、6 岁：乙脑灭活疫苗（8 月龄接种第 1、2 剂）。18 月龄、2 岁：甲肝灭活疫苗。选择乙脑减毒活疫苗接种时，采用两剂次接种程序。选择乙脑灭活疫苗接种时，采用四剂次接种程序；乙脑灭活疫苗第 1、2 剂间隔 7～10 d。选择甲肝减毒活疫苗接种时，采用 1 剂次接种程序。选择甲肝灭活疫苗接种时，采用两剂次接种程序。

对疫苗任何成分过敏、患急性传染病、严重慢性疾病、慢性疾病急性发作、发热者均不适合接种。注射过免疫球蛋白者，需要间隔 3 个月方可接种减毒活疫苗。

二、生长偏离

1. 营养不良

现在生活条件虽然好了，仍有不少营养不良的儿童，其原因有以下几种。①原发性：喂养不当（母乳不足却未及时添加配方牛奶、奶粉配制浓度不正确、突然断奶而未及时增加辅食量、长期淀粉类食物喂养等）、偏食、挑食、过度吃零食、神经性厌食等。②继发性：继发于某些疾病（如：消化系统发育异常、消化功能异常，长期反复生病等）。

营养不良首先表现是体重下降，低于正常同龄、同性别儿童体重均值2个标准差及以下，其次可表现为精神不振、活动减少、消瘦、水肿、贫血、免疫力下降、注意力不集中等。要预防营养不良，首先要大力提倡母乳喂养，对母乳不足或不宜母乳喂养的婴儿及时给予混合喂养或人工喂养，年长儿纠正挑食、偏食、吃零食的不良习惯，适度运动，增强体质，尽量避免生病。定期儿童保健，监测生长发育指标，及早发现体重偏离并及时干预。

2. 肥胖

现在肥胖儿童不少见，且发生率大有增加趋势，肥胖分为单纯性肥胖和继发性肥胖。继发性肥胖主要指因一些特殊的疾病（皮质醇增多症、下丘脑肿瘤、甲状腺功能减退症等）导致的肥胖，而不伴有这些疾病的肥胖就是单纯性肥胖，绝大多数儿童的肥胖属于单纯性肥胖。单纯性肥胖的原因主要有：摄入过多、活动过少、遗传因素、不良进食习惯（例如：进食过快、心理疾病、精神创伤等）。纠正单纯性肥胖，要从以下方面努力：①控制饮食摄入量。②改善饮食结构（低脂、低糖、高蛋白、高微量营养素、适当膳食纤维）。③纠正不良饮食习惯：避免过度进食、不吃夜宵、不吃零食、缓慢进食、细嚼慢咽等。④加强运动：建议儿童每天至少运动 $20 \sim 30$ min。⑤心理治疗：增强减肥信心，多参加集体活动。⑥药物治疗：儿童一般不建议药物治疗。

三、维生素和微量元素缺乏

1. 维生素D缺乏

维生素 D 主要的作用是促进肠道对钙、磷的吸收和在骨骼的沉积，维持骨骼正常的生长发育。维生素 D 缺乏会影响钙的吸收，程度轻的儿童出现烦躁、多汗、出牙延迟等症状，严重的时候出现骨骼发育异常，如：方头、肋串珠、手足镯、鸡胸、X 形腿、O 形腿等维生素 D 缺乏性佝偻病表现。维生素 D 缺乏性佝偻病的治疗主要以口服维生素 D 为主，每日口服维生素 D 2 000 ～ 4 000 IU，连服一月后改为每日 400 ～ 800 IU，如果口服困难或腹泻影响吸收，可予以大剂量突击疗法，即维生素 D15 万～ 30 万 IU 肌注，一个月后再以每天口服维生素 D 400 ～ 800 IU 维持治疗。用药期间需要定期随访，初始治疗满一月时应复查血清钙、磷、碱性磷酸酶水平，满三个月时复查血清钙、磷、碱性磷酸酶、甲状旁腺素（PTH）、25-（OH）D_3 水平以及尿液钙 / 肌酐比值，并复查骨骼 X 线，满一年及此后每年监测血清 25-（OH）D_3。因为皮肤经日光照射可以合成维生素 D，所以建议同时多晒太阳，并予以补钙，严重的骨骼畸形需要外科手术治疗。维生素 D 缺乏性佝偻病重在预防。预防措施包括。①多晒太阳：建议每天户外活动时间 1 ～ 2 h，需注意的是，小于 6 个月的儿童应避免阳光直射，以防止皮肤损伤。②补充维生素 D：母乳喂养或部分母乳喂养的新生儿，生后数日开始添加维生素 AD 滴剂；对于配方奶喂养的新生儿，如果每日奶量低于 1 000 ml，仍需补充维生素 D，以达到每日需要量。婴幼儿至青春期儿童推荐每天维生素 D 400 IU，可进食维生素 D 强化饮食（如：维生素 D 强化牛奶、谷物）和维生素 D 制剂补充相结合。夏季阳光充足，维生素 D 可暂停或减量，如果每天奶量充足，可以不必再补充钙剂。对于早产儿，尤其是体重低于 2 kg 的早产儿，每天除需要口服维生素 AD 滴剂，头三个月还需每天额外补充维生素 D 滴剂 400 IU。

2. 维生素 A 缺乏

维生素 A 的来源有两类，一类来源于乳类、蛋类、动物内脏等，另一类来源于深色蔬菜和水果，例如我们熟知的胡萝卜、菠菜、红薯、甘蓝等。这些食物摄入量不足，或者因消化、吸收功能障碍，导致维生素 A 吸收减少，都会造成维生素 A 的缺乏。另外，维生素 A 很难通过胎盘进入胎儿体内，因此，新生儿体内的维生素 A 含量也较少。维生素 A 缺乏会出现夜盲症、干眼症、身高落后、免疫力低下、贫血、皮肤及毛发干燥、脱发、指（趾）甲易折断或纹理增多、牙釉质剥脱、易患龋齿等。维生素 A 缺乏的治疗：一旦发现维生素 A 缺乏，应该及时调整饮食结构，小婴儿给予强化维生素 A 的配方奶或米粉，大孩子注意多进食富含维生素 A 的动物性食物和富含胡萝卜素的深色果蔬，也可服用维生素 A 制剂，同时积极治疗消化系统疾病，促进消化吸收。目前，建议出生后 3 d 到 3 岁的孩子每天预防性口服维生素 AD 滴剂，将大大减少维生素 A 缺乏的发病率。

3. 锌缺乏

锌是一种人体必需的微量元素，缺锌会导致生长发育落后、食欲下降、免疫功能下降、消化功能减退、异食癖、反复口腔溃疡、皮炎等，甚至智力落后。锌缺乏的原因有：①进食含锌食物过少。②各种原因引起的消化吸收功能障碍都可能引起锌的吸收障碍。③婴幼儿体格发育迅速、长期腹泻、营养不良恢复期、受伤的器官修复都需要锌，如果补充不及时，会导致缺锌。治疗：予以硫酸锌口服溶液或甘草锌口服。预防：注意进食含锌丰富的食物，这类食物主要有初乳、牛羊肉、动物肝肾、鱼类、牡蛎、禽蛋、花生、芝麻、核桃、糙米等。

4. 钙缺乏

骨骼和牙齿的发育都需要钙。钙缺乏会导致骨骼、牙齿病变。婴幼儿可见颅骨软化、方颅、胸廓畸形、下肢畸形、牙齿发育不良，甚至喉痉挛、抽搐等。补钙最好的食物是奶类及其制品，婴儿期需要奶量充足，幼儿至学龄期建议每天饮入牛奶 500 ml，青春期最好每天饮入牛奶 750 ml；其次是黄豆及黄豆制品、虾皮等，而钙的吸收依赖于维生素 D，所以建议多晒太阳，皮肤经阳光照射可以合成维生素 D。动物骨骼里的钙质几乎都是不会溶解于水的，骨头汤里的主要成分是脂肪类和蛋白质，而钙含量微乎其微，多给孩子喝骨头汤不仅不能有效补钙，还有肥胖的风险。

■ 5. 铁缺乏

红细胞中血红蛋白的合成需要铁，缺铁会引起缺铁性贫血，出现乏力、头晕、食欲下降、易疲劳、认知功能发展迟缓、异食癖、免疫功能下降等。瘦肉、动物肝脏、动物血、蘑菇、黑木耳、芝麻、油菜等食物含铁较丰富。建议婴儿按时添加辅食，6～7月龄可逐渐添加肉类、动物肝脏。铁缺乏时应多进食以上含铁食物，并予以口服右旋糖酐铁等制剂补充铁元素。

■ 6. 碘缺乏病

碘是合成甲状腺素的原料，碘缺乏会导致甲状腺功能低下症，引起身材矮小、智力低下、精神障碍、运动障碍、听力受损、语言障碍等。含碘丰富的食物主要有海带、紫菜等。

四、心理、行为异常

■ 1. 吸吮手指

4 个月以下的婴儿吸吮手指，或吸吮触碰到唇周的物品，属于一种正常的生理现象，这种现象在 7 ～ 8 月龄表现最为明显，2 岁以后就逐渐消失了。如果 4 岁以后仍吸吮手指，就属于一种异常行为，多数发生在孤独、心情沮丧或疲惫时。医生应当告知家长，不要强行制止孩子，更不能责备和批评孩子，可以采取分散其注意力、适当忽视或当其不吸吮手指时予以表扬的方式，让其逐渐消除此行为。

■ 2. 啃指甲

有的儿童总爱啃指甲，是怎么一回事呢？5 岁以后啃指甲，很可能是上述吸吮手指行为的延续，有的儿童甚至还会啃脚趾甲。这是儿童的一种缓解心理压力的方式，家长千万不要责备孩子，应该尽量找出困扰孩子的心理问题，帮助他们解决问题，从而缓解压力、消除焦虑情绪，从根本上杜绝啃指甲行为。

■ 3. 多动症

孩子上课老是东张西望，坐立不安，学习成绩上不去，有可能是患上了多动症。多动症全称"注意缺陷多动障碍"，表现为持续的、与年龄不相符的注意力不集中、冲动和多动，还可能伴有品行障碍、情绪障碍、学习障碍、社交障碍等。我国 6 ~ 16 岁在校学生的患病率为 6.4%，男孩子为主。此病需要结合心理测评进行诊断。其治疗方法主要是药物（哌甲酯、托莫西汀等）结合行为干预。

■ 4. 梦游症

有的儿童会在睡眠中突然坐起来或站起来行走，甚至有其他行为，这是"梦游症"。梦游发生在儿童会走路以后的任何阶段，第一次发作多在 4 ~ 7 岁，青春期后多数孩子的症状会缓解。男孩、女孩发病率相似。据统计，15% 的人在儿童时期有过至少一次梦游。梦游主要与遗传和神经系统发育不完善相关。睡眠不充足、睡眠没有规律性、睡眠中膀胱充盈、陌生的环境、嘈杂的环境、遇到特殊事件、发热、胃食管反流、焦虑紧张等因素都会诱发此病。梦游在发作时难以被唤醒，所以需要警惕儿童在梦游时发生受伤、跌落等意外。此病一般不需要治疗，发作时不宜将儿童唤醒，以免影响儿童的情绪，但须加强监护、防止发生意外，严重和频繁的梦游可以经医生评估，必要时予地西泮、氯硝西泮等镇静药物治疗。

5. 情感性交叉擦腿综合征

有的儿童会突然出现内收双腿，交叉摩擦，面色通红，伴有出汗，这种现象叫做"情感性交叉擦腿综合征"，多见于幼儿到学龄期，男孩、女孩均可发生，起初可能是因为外阴的湿疹、感染等不适引起孩子交叉双腿摩擦外生殖器，而后逐渐发展为习惯性动作，有的大孩子逐渐发展为手淫。如果出现这种情况，家长不要责备或恐吓儿童，应当尽量引导儿童分散其注意力，培养多方面兴趣爱好，并让儿童养成上床即入睡，睡醒即起床的良好习惯。

6. 异食癖

有的儿童会不自主地啃铅笔头，吃书本、头发之类的东西，这在医学上叫异食癖，指的是儿童持续性嗜食一些不能作为食物的物品，从中获得一种心理快感，这种情况可能与锌、铁等微量元素的缺乏有关，也可能发生于精神、心理异常的儿童或精神发育迟缓的儿童。此情况农村多于城市，男孩较女孩多见，年龄一般在 3～6 岁。对待这样的儿童，需要首先明确有无锌、铁等微量元素的缺乏，及时明确予以治疗。其次，对于精神、心理异常的儿童，家长一方面要了解孩子的心理障碍，尽量疏导，多陪伴儿童；另一方面要加强

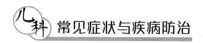

监护，以防吞咽一些特殊物品引起肠梗阻、肠出血等。

7. 孤独症

孤独症主要表现为社会交往障碍、言语和非言语沟通障碍、狭隘兴趣及重复刻板行为、感知觉异常、智力障碍以及爱发脾气、攻击行为，甚至自伤等，属于一种神经发育性疾病，与遗传、环境、神经系统异常、心理异常等因素有关。一般在1岁左右会有相关表现。医生应该告知家长，对于这类儿童，要给予更多的关爱，并在医生的指导下尽早进行长期的综合干预。目前，主要采用以教育和训练为主、药物为辅的治疗方案。教育原则为：宽容和理解儿童的行为，矫正异常行为，发现、培养和转化儿童的特殊能力。

8. 屏气发作

有的儿童发脾气时大哭大闹，甚至突然呼吸暂停、脸色、嘴唇发青，这种现象在医学上叫做屏气发作，一般发生于6月龄至2岁的儿童，3～4岁以后逐渐减少。儿童因愤怒或需求未满足时剧烈哭叫，导致呼吸暂停，出现面色和嘴唇发青、身体僵直、短暂性意识不清，甚至抽搐，哭出声以后肌肉逐渐放松、面色恢复红润，一般持续时间数秒至数十秒。父母紧张焦虑、过度呵护与关注往往容易促使儿童发生屏气发作。对于屏气发作的儿童，父母应保持一致的教育态度，找到诱发儿童屏气发作的原因，尽力发现儿童内心的冲突、矛盾和不满，予以解除。当儿童屏气发作时不要表现出焦急或惊恐，在注意安全的前提下，可暂时不予理睬。此现象一般无须药物治疗，情况严重时可在医生指导下服用苯巴比妥或苯妥英钠，以减少发作，尽量避免出现脑的缺氧性损伤。

9. 拔毛症

拔毛症是指有的儿童总是反复玩耍、拉扯甚至拔除自身毛发的行为，比如不自主拉扯和拔除自己的头发、眉毛、鼻毛、腋毛、腿毛等，有的甚至会吃下拔下的毛发。这种情况主要发生于学龄期儿童，女童较男童多见，这是儿童期强迫症的一种表现形式，与学习压力、紧张焦虑、生活不良事件等有关，是一种下意识地缓解紧张情绪的方式。拔毛常在无聊、紧张或就寝的时候发生，可能会伴有吸吮手指。拔除毛发后有满足感或使紧张情绪得以缓解。儿童拔毛行为的纠正需要家长与孩子建立良好的亲子关系，多陪伴儿童，增加儿童的安全感，消除其心理压力，避免早期超负荷的教育训练，增强儿童自我控制能力。情况较严重的话需要心理治疗。

10. 攻击行为

攻击行为指的是因为欲望得不到满足而做出损害他人或

毁物的行为。包括对他人的敌视、语言攻击、身体攻击和一些破坏性行为等，有时甚至攻击成年人。儿童在2~3岁的时候开始产生占有感，就可出现攻击行为，一般在4~6岁以后，攻击行为逐渐减少。攻击行为主要表现为骂人、容易发怒、出手打人、抢东西等。此现象男童较多见，且倾向于身体攻击，而女童多体现在言语攻击。攻击性儿童多来自于过度溺爱、娇惯纵容或惩罚过多的家庭。攻击行为还可能来自于模仿，家长对攻击行为的纵容甚至赞赏会强化儿童的攻击行为。对于有攻击行为的儿童，父母及其他家庭成员首先应提高自身修养，以身作则，避免打骂、体罚儿童，教会儿童控制或适度宣泄不良情绪，为儿童树立同情心，培养儿童助人为乐的思想。通过奖励方法来训练儿童学会等待及忍耐。儿童发脾气时采用"冷处理"方式，暂时不予理睬，或通过其他活动来分散其注意力；也可采取"隔离法"，让其独自在房间里待一会儿，直至平静下来。

11. 撞头行为

撞头行为是指儿童反复摇晃头部并用头撞击硬物的行为，主要发生于孤独症或精神发育落后的儿童，男童多见。正常儿童也有撞头行为，一般见于8~9月龄婴儿，3岁以后这种行为逐渐减少。主要表现为儿童以各种方式撞击头部，如摇动头部撞击柜子、墙面等，严重时可导致撞击部位受伤。撞头往往是情绪释放的表现。撞头行为可持续数分钟以上，有时会伴有吸吮手指或啃指甲等行为。对于这样的孩子，父母不要显得过度关注，并要严防意外发生，可在儿童常发生撞头处安装防护软垫。对孤独症或精神发育落后的儿童则需治疗原发疾病，并配合心理治疗、行为治疗。

12. 电子产品依赖

现在很多儿童沉迷于电视、电脑、手机等电子产品，有心理压力、社会关系不良、家庭关系紧张、同学或师生关系紧张的儿童，更易用电子产品来缓解紧张情绪。这些儿童情绪容易波动、失眠、头痛、注意力下降、不愿与人交往、对户外游戏和其他玩具不感兴趣、喜欢模仿电视语言或行为等。不良的电视内容有碍儿童的心理健康，引发相应的行为问题。长期依赖电子产品的危害是视力下降、睡眠障碍，也促进了颈椎腰椎疾病、肥胖症的发生，诱发心理障碍等。对于电子产品的依赖，家长应注意保持良好的家庭关系，定时与儿童一起观看电视，选择适宜的电视节目，帮助儿童理解节目内容，培养其自我控制能力，保持有规律的生活节奏，培养儿童多种兴趣，鼓励和带领儿童参加户外亲子运动及互动游戏，鼓励他们多和伙伴交往，限制儿童使用电子产品的时间与内容。

五、儿童保健常识

■ 1. 哪些情况下的发热需要立即就医

儿童在生长发育期容易患呼吸道感染，发热是很常见的，那么，哪些情况需要立即去医院就诊呢？①新生儿，尤其是早产儿：这一阶段的婴儿免疫力极其低下，抗感染的能力差，一旦出现发热，则败血症、化脓性脑膜炎、肺炎、泌尿道感染、肠道感染等可能性较大。②6个月以内的婴儿：这个时期的婴儿免疫力不强，感染容易扩散，肺炎、肠炎、泌尿道感染的发生几率较高。③精神萎靡，甚至嗜睡、昏睡：这些症状提示可能存在脑炎、脑膜炎、脑出血等神经系统疾患。④先天或后天免疫功能低下的儿童。⑤抽搐。⑥尿量明显减少、哭时没有眼泪：这些情况说明伴有脱水、电解质失衡。⑦持续性呕吐：有可能是脑炎、消化道梗阻等。⑧头颈部僵硬：需要注意脑膜炎、脑炎的可能。⑨咳嗽有血丝或吐血：很有可能是支气管扩张、消化道出血等。⑩呼吸急促：很可能伴有肺炎、呼吸衰竭、气胸等。⑪皮肤出现出血点、瘀斑：需注意血小板减少、凝血功能障碍、流行性脑脊髓膜炎等。⑫嘴唇、手指、脚趾出现发绀：注意可能合并心肌炎、先天性心脏病、休克等。⑬皮疹：可能是手足口病、水痘、麻疹、猩红热、幼儿急疹、风疹等出疹性疾病。⑭有糖尿病、癫痫等基础疾病。

■ 2. 发热期间的家庭护理

6月龄以内的婴儿适当喂些温开水；6月龄以上已添加辅食的婴儿，辅食正常添加，适当饮水；有腹泻症状可给予口服补液盐溶液，补充电解质和水分；多安抚儿童；适当减少衣被，以温水擦浴，主要擦拭额部以及颈部、腋下、腹股沟等大血管流经部位，也可使用退热贴、退热凝胶物理降温，可以开空调，但温度不宜过低，一般空调温度控制在26℃左右，儿童会比较舒适。另外，不可以用酒或酒精擦拭身体退热，因为酒或酒精可能引起皮肤过敏，更重要的是酒精会经皮肤迅速吸收进入血液，如果酒或酒精的用量大、浓度高，会引起孩子酒精中毒，严重时甚至引发脑损伤，而且，如果在发热时需要使用头孢类抗生素，头孢会与酒精发生双硫仑样反应，对儿童造成伤害，出现胸闷、眩晕、惊厥、呼吸困难等，甚至危及生命。当体温达到38.5℃以上，6月龄以上儿童可以服用对乙酰氨基酚或布洛芬。当然，所有的降温措施都只是"治标"，重点还是要找到发热的根本原因，辨证施治，即"治本"。

3. 发热时是否穿得越多越好

儿童发热最多见的原因是发生了感染，受凉或穿得太少只是感染的诱发因素。冬天感冒的人多，只是因为多数病毒不耐热，而在天冷干燥时传染性较强。孩子发热时千万不能过度"捂汗"，如果捂闷或保暖过度反而会引起孩子缺氧、高热、大汗、脱水、呕吐、抽搐、昏迷等，发生捂热综合征，严重的捂热可引起多个重要器官功能衰竭而危及生命。建议穿得太多的儿童适当减少衣物厚度，适度户外运动，逐步增强对病原体感染的抵抗力。

4. 夜间磨牙

夜间磨牙的情况很普遍，有 12% ～ 15% 的儿童有这种现象，年龄主要集中在 5 ～ 18 岁孩子，男孩较多见，有的有家族史。夜间磨牙就指的是夜间入睡后咀嚼肌仍然持续地、较强有力地进行非功能性的收缩，使得上、下牙列相互磨动，并发出牙齿相互摩擦的声音，夜间磨牙常发生在熟睡之后，所以孩子自己不易察觉，也无法控制。至于磨牙的原因，不一定就是蛔虫病，还可能与蛲虫病、蛀牙、口腔疾病、过敏性鼻炎、耳部疾病、神经系统疾病等有关。而心理压力、焦虑、紧张、恐惧很可能是其诱发因素，长期夜间磨牙会导致牙齿磨损、牙周创伤、紧张性头痛、颞下颌关节疼痛、

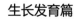

咀嚼肌紧张、面部疼痛等，所以应做口腔检查、耳鼻喉科检查、粪便寄生虫卵检查等，积极寻找原发疾病并进行针对性治疗；创造良好睡眠环境、心理状态，白天适度限制剧烈运动，避免过度兴奋和紧张；纠正不良睡姿、尽量保持寝室安静；睡前避免过度进食而加重口腔、胃肠负担；针对症状进行治疗：夜间佩戴粭垫治疗是方法之一，针对孩子牙型设计的透明粭垫富有弹性、韧性，可以机械性地隔离上、下牙齿，阻止其直接接触，从而缓冲咀嚼碰撞压力，避免牙齿的过度磨耗，减少夜间磨牙对牙体、牙周的损伤。若未发现以上原发疾病，则要注意协助解除孩子的不良情绪。

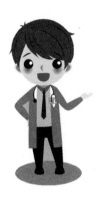

疾病防治篇

　　儿童在成长过程中，难免遇到疾病困扰，由于儿童在生理结构、器官功能、免疫功能等方面都与成人有所差别，所以，儿童各系统的疾病种类、发病率、临床表现、诊疗方式都可能与成人有所差异。本篇将从小儿内科、小儿外科、耳鼻喉科、口腔科、眼科疾病以及意外伤害等方面讲述儿科常见的一些疾病特点及防治，加深广大基层医院儿科医生和全科医生对儿科疾病的认识和理解，增强对疾病的识别与应对能力，以期更加有助于防治疾病，保障儿童健康成长。

一、小儿内科疾病

（一）呼吸系统疾病

儿童比成年人更容易患呼吸道疾病，究其原因，要从小儿的呼吸系统发育特点、免疫功能特点说起。小儿呼吸系统以气管的环状软骨为界，分为上呼吸道、下呼吸道。上呼吸道包括鼻、鼻窦、咽、咽鼓管、会厌及喉，下呼吸道包括气管、支气管、毛细支气管、呼吸性细支气管、肺泡管及肺泡。婴幼儿鼻腔相对短小，鼻道较为狭窄，鼻腔内没有鼻毛，鼻黏膜柔嫩而血管丰富，在感染时黏膜容易发生肿胀，造成鼻塞，导致张口呼吸；婴儿咽鼓管较宽，且直而短，位置水平，因此鼻咽炎时容易引发中耳炎；小儿喉腔较小，软骨柔软，黏膜柔嫩且淋巴组织、血管丰富，轻微炎症即可引起喉头狭窄、呼吸困难；肺泡数量少且体积小，感染时容易出现黏液阻塞，引起肺气肿、肺不张等。此外，小儿呼吸道的免疫功能不健全，也是易患呼吸道感染的因素。

■ 1. 急性上呼吸道感染

急性上呼吸道感染也就是我们通常所说的"感冒"，这是儿科最常见的疾病。引起感冒的病原体 90% 以上是病毒，比如鼻病毒、柯萨奇病毒、冠状病毒等，其次还有细菌、支原体等。感冒的主要表现是发热、鼻塞、流鼻涕、咳嗽、咽痛、呕吐等，有的患儿还会伴有腹泻、腹痛等。血常规检测：病毒性上呼吸道感染一般白细胞计数正常或减少、淋巴细胞为主，C- 反应蛋白正常或轻度升高；细菌性上呼吸道感染白细胞计数升高，中性粒细胞为主，C- 反应蛋白升高；支原体上呼吸道感染血常规、C- 反应蛋白一般无明显异常。此外，可以通过咽部分泌物 DNA 检查等寻找病原体。感冒的患儿要注意休息、睡眠充足、多饮水、清淡饮食，加强房间通风透气，适当减少运动量。治疗：医生要针对不同的病原体给予治疗，病毒性的普通感冒没有特效药物，可口服一些抗病毒的中成药物，细菌性的感冒予以青霉素、头孢菌素等抗生素治疗，支原体感染给予红霉素、阿奇霉素等大环内酯类药物治疗。当体温升高时，尽量予以温水擦浴、洗温水澡、贴退热贴等物理降温方式。对于 6 个月以上的孩子，在体温 39 ℃以上时，可选用对乙酰氨基酚或布洛芬口服退热，服用退热药物后，应适量饮用温开水，有助于退热，两次退热药物之间至少需要间隔 4 h，24 h 内服用退热药物不宜超过 4 次。值得注意的是，退热只能缓解症状，并不能缩短病程，所以医生有必要告知家长别太心急，如果患儿精神状况良好，面色红润，食欲尚可，玩耍自如，就不必太紧张，密切观察即可。如果有精神萎靡、头痛、呕吐、抽搐、呼吸急促、面色苍白、心悸等情况，则需及时就医，明确有没有并发脑炎、肺炎、心肌炎等重要脏器的病变。感冒的预防措施：尽量少去人员密集场所，佩戴口罩、居室通风，提倡母乳喂养，较大儿童加强锻炼，增强体质。

■■ 2. 咽结合膜热

咽结合膜热是一种特殊类型的感冒，由腺病毒引起，主要表现为发热、咽痛、咽部出现白色点状渗出物、眼结膜充血发红、眼睛刺痛、流泪等。因为此病常发生于夏季，且容易在游泳池通过患儿唾液等分泌物传播，也被称为游泳池热。咽结合膜热病程一般持续 1 ~ 2 周。治疗：主要是对症治疗，也可予以抗病毒的中成药物治疗，高热时可服用对乙酰氨基酚、布洛芬等退热药物，多饮水，清淡饮食，注意休息，睡眠充足。预防：注意个人防护，戴口罩，勤洗手，游泳时佩戴护目镜，游泳后及时清水冲洗身体。

■■ 3. 疱疹性咽峡炎

疱疹性咽峡炎也是一种特殊类型的感冒。其病原体为柯萨奇病毒 A 组，常发生于夏秋季，表现为高热、流涎、咽痛、呕吐、食欲减退等，体检可见患儿咽部充血，在软腭、咽腭弓等部位的黏膜出现较密集的小疱疹，疱疹周边有红晕，病程 7～10 d。由于口腔疱疹和疼痛，孩子进食会受到影响，所以饮食应清淡、柔软，食物宜冷不宜热，多饮水，睡眠充足。治疗：针对柯萨奇病毒 A 组没有特效药物，此病主要是对症治疗，也可选用一些抗病毒的中成药物，必要时退热药物治疗，如果孩子咽痛明显，疱疹破溃形成溃疡，因疼痛进食困难，可以静脉补液、补充维生素 C 促进创面愈合。预防：注意个人防护，戴口罩，勤洗手。

■ 4. 化脓性扁桃体炎

化脓性扁桃体炎是由乙型溶血性链球菌引起的扁桃体化脓性病变，主要见于 3 岁以上儿童，表现为突发高热、咽痛，体检可见咽部充血水肿、扁桃体充血肿胀并有白色或黄白色渗出物附着。血常规可见白细胞计数升高，中性粒细胞增多，C- 反应蛋白升高。治疗：青霉素是治疗化脓性扁桃体炎的首选药物，也可予以头孢菌素治疗，疗程 7～10 d。如果治疗不彻底，会有链球菌感染后肾小球肾炎、风湿热的风险。预防：注意个人防护，戴口罩，勤洗手，充足睡眠，适度运动，增强自身抵抗力。

5. 急性感染性喉炎

因为小儿喉部为漏斗形，喉腔较窄，声门狭小，黏膜柔嫩，软骨柔软，血管、淋巴组织丰富，所以轻微炎症即可能引起喉头肿胀、吸气性呼吸困难。急性感染性喉炎是一种儿科的急症，是喉部的急性炎症，由病毒或细菌引起，常见于冬春季节，主要发生在婴儿、幼儿，发病时很快出现喉部充血水肿，容易在夜间出现或加重，表现为声音嘶哑、犬吠样咳嗽、喉鸣、呼吸困难等，严重时发生喉梗阻而引起窒息，需要紧急气管插管甚至气管切开抢救。如果儿童表现为突发的声嘶、喉鸣、犬吠样咳嗽、呼吸困难、呼吸急促等，应考虑此病，予以吸氧、输注激素（如：氢化可的松）减轻喉水肿、抗感染等治疗，患病期间要让患儿尽量保持安静，注意休息，适量饮水。预防：加强个人防护，戴口罩，勤洗手，避免去人员密集场所。

6. 急性支气管炎

急性支气管炎是指气管、支气管的炎症，引起上呼吸道感染的病原体均可能引起支气管炎，多数支气管炎继发于上呼吸道感染，主要临床症状是咳嗽，有痰或无痰，年龄较小的孩子会出现发热。如果儿童患上支气管炎，要多饮水，多变换体位、勤拍背，促进痰液排出，根据病原体予以中成药抗病毒或适宜抗生素治疗，可以服用氨溴索等祛痰药物，而镇咳药物可能会影响痰液排出，一般不建议服用，病情严重或伴有喘息时往往需要 β₂ 受体激动剂（如：沙丁胺醇）雾化治疗。预防：增强体质，戴口罩，患上呼吸道感染后注意增加营养和休息，尽量防止感染向下呼吸道蔓延。

■ 7. 毛细支气管炎

毛细支气管炎也叫"喘憋性肺炎"，是一种主要发生于 1～6 个月小婴儿的较严重疾病，冬季发病率较高，最常见的病原体是呼吸道合胞病毒。毛细支气管炎的主要临床表现是喘息、呼吸急促，还会伴有烦躁不安、口唇青紫、面色苍白、发热等症状，病程较长，可达 1～2 周。胸部 X 线检查可见肺充气过度或斑片状浸润影、局部肺不张、肺纹理增粗、支气管周围炎等，血常规一般无明显异常，咽拭子可查到呼吸道合胞病毒 DNA。如果婴儿出现这些毛细支气管炎症状，一般需要住院治疗，予以干扰素雾化抗病毒治疗，β₂ 受体激动剂（如：沙丁胺醇）雾化吸入控制喘息、布地奈德雾化减轻气道高反应性等，病情危重时需要予以吸氧、输注激素（如：甲泼尼龙），继发细菌感染时予以抗生素治疗等。预防：冬季注意保暖，少去人员密集场所。

■ 8. 支气管肺炎

支气管肺炎一年四季可见，多发于寒冷季节，是儿童最常见的肺炎，主要发生在 2 岁以下的孩子。早产儿、营养不良、维生素 D 缺乏、免疫功能缺陷更易发病且病情更重。病原体主要是细菌、病毒，最近几年支原体感染有明显增多趋势。典型的支气管肺炎表现为发热、咳嗽、呼吸急促，有时会出现面色、口唇青紫。严重的支气管肺炎还会影响其他器官，引起心跳加快或减慢、抽搐、昏迷、腹胀、呕吐等。体格检查可见吸气性三凹征、鼻翼扇动、双肺闻及固定中细湿啰音等。肺炎患儿胸部 X 线检查显示双肺点状、小斑片状影，甚至伴有肺气肿、肺不张等，血常规显示白细胞计数增多、中性粒细胞增多、C- 反应蛋白升高、降钙素原升高，痰培养、咽拭子相关病原体检测阳性，血气分析提示低氧血症等。治疗主要是针对不同病原体的抗感染治疗、保持呼吸道通畅、雾化、适时退热等，必要时吸氧，甚至呼吸机辅助通气治疗等。目前，已有针对 B 型流感嗜血杆菌、肺炎链球菌、流感病毒等病原体的疫苗，有预防相关肺炎的作用。儿童患肺炎期间应清淡饮食，注意休息，避免运动，保持安静，睡眠充足。预防：加强锻炼，增强体质，戴口罩，患上呼吸道感染或支气管炎时积极治疗，尽量防止感染向肺部扩展。

9. 支气管哮喘

支气管哮喘是由于支气管在某些诱因的作用下发生痉挛而出现喘息、咳嗽。诱因有：吸入过敏原（尘螨、花粉、动物毛等)、进食过敏原(鱼、虾、蟹、坚果等)、呼吸道炎症、冷空气、运动、某些药物等。支气管哮喘的患儿一般会合并湿疹、过敏性鼻炎等过敏性疾病,很多哮喘患儿有相关家族史。哮喘急性发作时需要吸入支气管舒张剂(如:沙丁胺醇)、吸入激素(如:布地奈德)、吸氧等治疗。对于反复喘息3次以上的患儿,需要做肺功能检查、呼出气一氧化氮检测、过敏原检测、IgE检测,必要时胸部X线检查、纤维支气管镜检查等,哮喘儿童肺功能往往提示气流受限、支气管舒张试验阳性等。支气管哮喘重在预防,预防哮喘发作需要避免接触过敏原、予以吸入激素维持治疗半年或更长时间,病情稳定后逐渐减量、停药。急性发作期需要吸入支气管扩张剂(如:沙丁胺醇)快速缓解症状。支气管哮喘最危急的情况是哮喘持续状态,哮喘持续状态指的是常规治疗无效的严重哮喘发作持续超过12 h,此时急需吸氧、输注激素、雾化吸入支气管扩张剂等,必要时呼吸机辅助通气。目前,长期控制哮喘的首选药物是糖皮质激素气雾剂(如:布地奈德气雾剂),其用药剂量小,直达气管黏膜,主要在气管、支气管局部发挥作用,全身副作用少,对生长发育影响很小;相反,如果哮喘未得到有效控制,必定影响孩子的生长发育。所以,对于哮喘诊断明确的患儿,医生需要向家长做好宣教工作,消除其对激素的担忧,做到规范治疗。当然,激素气雾剂长期使用存在局部副作用,主要是鹅口疮,所以，叮嘱家长在给患儿吸入药物后，一定要让患儿漱口洗脸。预防：坚持规范吸入糖皮质激素维持治疗，定期门诊随访调整药物剂量，避免接触过敏原，寒冷季节戴好口罩，积极控制呼吸道感染。

（二）感染性疾病

1. 麻疹

麻疹是由麻疹病毒引起的一种急性传染病。主要临床表现是发热、咳嗽、畏光、流涕、结膜炎、口腔颊黏膜出现麻疹黏膜斑、全身斑丘疹、色素沉着、糠麸样脱屑，严重时可能出现肺炎、脑炎、心肌炎等并发症。麻疹的传染源是麻疹病人，与其密切接触或直接接触了病人的痰液等分泌物，就可能被感染，此病一般冬春季多发。麻疹的出疹特点是：发热 3 d 左右开始出疹，出疹的顺序是：从头颈部逐渐到躯干、四肢，出疹期间仍然发热。俗语有"烧三天，出三天，退三天"的说法，退疹的顺序与出疹顺序相同，即"先出先退、后出后退"，皮疹消退后出现糠麸样脱屑及褐色色素沉着。麻疹病人出疹的前后 5 d 均具有传染性，有并发症的麻疹病人其传染性可能延迟至出疹后 10 d，所以，建议麻疹患儿皮疹消退后 10 d 再上学。对于接触过麻疹的小朋友，需要隔离观察 3 周，并建议在接触麻疹后的 5 d 内予以注射麻疹免疫血

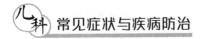

清球蛋白。一旦患过麻疹之后，就不会第二次感染麻疹了，因为患病后能产生持久的免疫力，达到终身免疫。麻疹的治疗：注意卧床休息、避免强光刺激，多饮水，饮食清淡且营养丰富，房间通风，保持皮肤和眼、口腔黏膜的清洁。针对麻疹病毒没有特效抗病毒药物，主要以止咳、退热等对症治疗为主，并加强护理、预防并发症，咳嗽剧烈予以镇咳药物或雾化治疗，继发细菌感染时予以抗生素治疗，如果出现并发症，予以相关治疗。预防措施：对麻疹病人早发现、早报告、早隔离、早治疗。儿童接种麻疹疫苗，戴口罩、少去人员密集场所。

2. 风疹

风疹是由风疹病毒引起的出疹性疾病，风疹的特点是：在发热的第 1～2 d 出疹，伴有乏力、耳后及枕部淋巴结肿大并疼痛，出疹顺序是从面颈部到躯干、四肢，皮疹也为斑丘疹，和麻疹不同的是退疹后没有脱屑和色素沉着。针对风疹没有特效抗病毒药物，治疗主要是注意休息，清淡饮食，多饮水，充足睡眠。预防：接种麻腮风疫苗，戴口罩，加强体格锻炼，提高自身抵抗力。

3. 幼儿急疹

幼儿急疹是由人疱疹病毒 6 型引起的一种出疹性疾病，

主要发生于婴幼儿，患儿精神状态较好，常见耳后、枕部淋巴结肿大，有时伴有腹泻，一般在高热 3～5 d 后出疹，与麻疹不同的是，出疹时体温就趋于正常了，即"热退疹出"。其皮疹特点：主要分布于头面部和躯干，而四肢较少，呈红色细小密集斑丘疹，一天左右出齐，次日即开始消退。血常规可见有的患儿白细胞减少，中性粒细胞减少，C- 反应蛋白多为正常。治疗：此病无特效药物，主要以对症治疗为主，注意适当多饮水，饮食清淡，加强护理。预防：戴口罩，少去人员密集场所，增强自身抵抗力。

4. 猩红热

与前面三种出疹性疾病不同的是，猩红热是由细菌引起的，乙型溶血性链球菌是致病菌。感染后往往在发热的第 1～2 d 出疹，出疹时仍高热，还有咽痛、呕吐、头痛、"杨梅舌"，因唇部充血，全身皮疹，所以口周显得相对苍白，称为"口周苍白圈"。猩红热皮疹特点：全身皮肤广泛性充血发红，其上有密集针尖大小红疹，摸起来有一种类似"鸡皮疙瘩"的粗糙感。退疹后也伴有脱屑，但没有色素沉着。此病需要青霉素治疗 7～10 d。未经治疗者后期可能出现肾小球肾炎、风湿热。预防：避免接触患儿，外出戴口罩，勤洗手，锻炼身体，增强自身抵抗力。

■ 5. 手足口病

手足口病可由多种肠道病毒引起，其中致病性较强、可引起重症的为肠道病毒 71 型（EV71），幼儿常见，可在发热时或发热后出疹，伴咽痛、流涕、腹泻、颈部及枕部淋巴结肿大，皮疹特点：斑疹、丘疹，丘疱疹，疹中央见水疱，皮疹主要分布于咽部、手足心、臀部、膝部等，皮疹持续 1～3d 消退，不会脱屑。普通型病程一周左右，重型病情进展快、病情重，可迅速出现脑炎、肺出血、肺水肿、心肌炎等，危及生命。轻型无需特殊治疗药物，要注意保持口腔清洁和加强皮肤护理，予以淡盐水漱口，饮食清淡，多饮水，睡眠充分。重症病例需紧急入院抢救。如果患儿出现精神萎靡、嗜睡、惊厥、呼吸急促、面色苍白等表现，一定要引起重视，考虑到重症的可能。患儿要等皮疹全部结痂方可上学。预防措施：接种 EV71 疫苗，隔离患儿，不去人员密集场所，增强自身抵抗力，戴口罩。

■ 6. 水痘

水痘是由水痘 - 带状疱疹病毒引起的出疹性传染病，病人是传染源，病人的痰液、唾液、水疱液中含有水痘 - 带状疱疹病毒，病人在呼气、喷嚏、咳嗽时将病毒排出。如果儿童与水痘病人密切接触，或者直接接触到病人的水疱液，都有被传染的风险。另外，儿童与患带状疱疹的成年人密切接触，也可能发生水痘。患水痘初期有发热、食欲减退、乏力等，继之在 1～2 d 后出疹，水痘的皮疹有四大特点："四世同堂""向心性分布""黏膜出疹"和"不留瘢痕"。"四世同堂"：指的是水痘最初出现时，只是一个芝麻至米粒大小的"红斑"，伴有瘙痒感；继而隆起成一个小山丘一样的"丘疹"；然后中央形成一个椭圆形的小"水疱"，直径 3～5 mm，如绿豆般大小，周围环绕一圈红晕；1～2 d 后，疱液变浑浊，并出现像肚脐一样中央凹陷的"结痂"。而此时患儿身上又会出现新的一批皮疹。所以，患儿身上会同时存在红斑、丘疹、水疱、脐凹样结痂四种形态的皮疹，俗称"四世同堂"。"向心性分布"：指的是水痘的分布部位较为特殊，一般躯干分布多，四肢分布少，即呈"向心性分布"。"黏膜出疹"：指的是水痘除了出现在皮肤，还会出现于口腔、咽部、眼睑、外生殖器、肛门等处，如果这些部位也有了疹子，医生就更要考虑水痘的可能性了。"不留瘢痕"：指的是水痘出疹后，只要不去搔抓皮肤，不伤及真皮层，一般不会留下瘢痕。大多数水痘属于普通型，1～2 周痊愈。个别患儿可能出现大疱性水痘、出血性水痘，严重的可能出现内脏器官病变，并发皮肤化脓感染、脑炎、肺炎、心肌炎、肝炎等，需要引起医生重视。另外，新生儿、免疫力特别低下的儿童患水痘也很严重，可能出现败血症、多器官功能障碍，甚至出现生命危险，需要格外关注。水痘患儿在出疹前 24 ～ 48 h 至疱疹完全结痂，均具有传染性。水痘潜伏期 10 ～ 20 d，也就是说，孩子在接触病人后不会立即发病，一般在 10 ～ 20 d 才可能表现出症状。患儿症状轻者可能不发热、皮疹稀少、症状轻微。症状典型的患儿可能出现发热、哭闹不安、食欲下降、头痛、腹痛等，1 ～ 2 d 出现皮疹。所以，在接触病人后的 10 ～ 20 d 里，要嘱家长密切观察儿童的体温、精神状态、食欲、皮肤黏膜变化等，及时发现问题，及时就医。儿童患水痘后，应注意保持皮肤清洁，及时修剪指甲，婴幼儿可戴手套，以防止搔抓破溃后皮肤感染、留疤；多饮水，饮食宜清淡而营养丰富；衣着清洁宽松，常换洗内衣；瘙痒明显时宜分散患儿注意力，或温水洗浴，疱疹无破溃可用炉甘石洗剂外用止痒，破溃可外用抗生素软膏；不要随意给患儿使用退热药物，水痘患儿不能服用阿司匹林，否则可能导致"瑞氏综合征"，出现脑病和肝损伤，也不宜用激素，否则导致病毒播散。如果患儿在居家观察过程中出现持续高热、惊厥、嗜睡、苍白、气急、呕吐、精神萎靡等情况，则可能出现了脑、心、肺等器官病变，一定要及时就医。另外，一定不要去接触其他孩子，以免传染他人。因为水痘病人在出疹前 24 ～ 48 h 至疱疹完全结痂，均具有传染性，所以，患儿应隔离至全部结痂，才可以恢复上学。患水痘后可以产生持久、终生免疫力，一般不会再患。但是，如果感染水痘–带状疱疹病毒时病毒潜伏在体内，今后免疫力下降时，可能出现带状疱疹，引起皮肤疱疹和疼痛。治疗：普通型水痘可口服抗病毒中成药物、居家观察，以对症治疗为主，病情重则需要住院治疗，可予以阿昔洛韦治疗。水痘的预防措施包括：对所有易患病的儿童都应进行预防接种；在水痘流行季节尽量不要去人员密集的场所，避免接触水痘患儿，家中要保持空气流通，室温适宜；对于体质特殊儿童，如免疫力缺陷、正在接受激素或免疫抑制剂治疗等，有发生重症水痘的风险，一旦接触过患儿，须立即予以水痘免疫球蛋白治疗。

■ 7. 流行性感冒

　　这也是一种特殊类型的感冒，属于传染病，由流感病毒引起，主要类型有甲型、乙型、丙型，可呈流行性发病。流行性感冒与普通感冒的不同之处在于咳嗽、流涕等呼吸道局部的症状相对较轻，而发热、乏力、全身肌肉疼痛、头痛等全身症状更为显著。此病多见于冬春季节，潜伏期 2 ～ 5 d，患儿和隐性感染者都是传染源，患儿发病后 1 周左右均有传染性，通过患儿咳嗽时产生的飞沫传播，病程 1 ～ 2 周。检查咽拭子流感抗原阳性或核酸阳性可以做出诊断。治疗主要是口服奥司他韦，服药最佳时间是发病 48 h 以内。预防：接种流感疫苗是预防流感的安全、有效的方法，一次接种，预防作用可持续 6 ～ 8 个月。因此，需要每年接种，接种的时间一般在每年的 10 月底之前。此外，流感流行季节应尽量避免人群聚集，勤洗手，戴口罩。

8. 流行性腮腺炎

流行性腮腺炎由流行性腮腺炎病毒引起，俗称"痄腮"。其特点是一侧或双侧腮腺的肿胀及疼痛。此外，此病毒还会侵犯机体的其他腺体组织，并发脑炎、胰腺炎、肾炎、睾丸炎或卵巢炎等。流行性腮腺炎一年四季均有发生，流行高峰集中在冬、春季节，主要发生于幼儿期、学龄前期及学龄期儿童，其中以 3～8 岁儿童最为常见，而 2 岁以下的儿童因为体内还有来自于母体的抗体，所以此年龄阶段发病较少。流行性腮腺炎在学校、幼儿园等集体机构可能发生暴发性流行。流行性腮腺炎的传染源为患儿及隐性感染者，病毒通过患儿的唾液飞沫进行传播。患儿在腮腺肿胀前 7 d 至肿胀出现后 9 d 均具有传染性。其中又以发病前 1～2 d 到发病后 5～7 d 传染性最强。一旦孩子感染流行性腮腺炎，包括隐性感染，即可获得对此病的终生免疫力。流行性腮腺炎的发病过程主要经历潜伏期、前驱期、腮腺肿胀期三个阶段。潜伏期约持续 2～3 周；前驱期可能出现发热、食欲不振、乏力、头痛、呕吐等症状，这些表现类似于普通感冒，此期约持续数小时至 2 d；腮腺肿胀期往往先有一侧腮腺肿大，继而另一侧腮腺也开始出现肿大，也有的患儿全程都只有一侧腮腺肿大，肿胀经历 3～5 d 达到高峰，然后开始逐渐缩小，此期一般会持续 1～2 周。腮腺肿胀的特点为以耳垂为中心，向左、右、下方扩大，呈环绕耳垂的马蹄形肿胀，肿胀的腮腺边缘不清，触之有弹性感及疼痛感，表面皮肤不发红，皮肤温度也不高，有时可能还会伴有颌下腺或舌下腺体的肿胀，甚至有的患儿仅仅只有颌下腺的肿胀而不伴有明显的腮腺肿胀，因唾液腺管阻塞，唾液的排出受阻，而进食酸性食物时唾液分泌又会增加，导致唾液潴留，从而会加剧腮腺胀痛。绝大多数单纯性的流行性腮腺炎经治疗痊愈。如果患儿出现发热、头痛、呕吐等，要注意可能并发了脑膜脑炎；如果患儿体温骤然升高、频繁呕吐、上腹剧痛、腹泻、腹胀或便秘，要注意可能并发了急性胰腺炎，胰腺炎主要发生于年龄较大儿童，一般出现于腮腺肿胀后 2～7 d；男孩子出现阴囊肿胀，皮肤发红，可能并发了睾丸炎；如果女孩子出现腰部酸痛、月经失调等，可能并发了卵巢炎；如果孩子突然感觉听力下降，很可能出现了听神经水肿或变性，仅有听神经水肿者可以在半年左右恢复正常，而由听神经变性引起者，听力往往不能恢复正常。治疗：目前，治疗流行性腮腺炎没有特效药，抗生素治疗无效。患儿应注意休息，保证睡眠充足，保持房间空气流通，多饮温水，保持口腔清洁，以流质或软食为主，比如牛奶、粥类、菜泥等，以免反复咀嚼而加重腮腺水肿和疼痛；同时避免食用油腻、辛辣刺激性食物，忌食酸性食物，以免刺激唾液分泌、加重肿痛症状。饭后予以淡盐水漱口，防止口腔细菌滋生。出现可疑并发症的表现应及时带患儿到医院就诊。患儿应隔离至腮腺肿胀完全消失，方可恢复上学。预防：在流行季节应做好个人防护，戴好口罩，不接触患儿，不去人群密集的场所。对于与患儿有密切接触者，应隔离观察 3 周，患儿的生活用品、玩具等应采取煮沸或暴晒的方式进行消毒。接种腮腺炎减毒活疫苗或麻疹 - 流行性腮腺炎 - 风疹三联减毒活疫苗，保护率可达 96%。

■ 9. 传染性单核细胞增多症

传染性单核细胞增多症由 EB 病毒引起，表现主要是发热、皮疹、咽峡炎、肝脾和淋巴结肿大。潜伏期 1 ~ 2 周，扁桃体可见白色渗出物，皮疹形态多样，消退后无脱屑，无色素沉着，严重时可能出现神经系统病变。此病需要查血常规、肝功能、异型淋巴细胞、EB 病毒 DNA 等，多数患儿白细胞计数增多、异型淋巴细胞增多、EB 病毒 DNA 阳性，部分病儿肝功能异常，甚至并发噬血细胞综合征，引起全血细胞减少，危及生命。治疗：对症治疗为主，注意休息，防止碰撞导致脾破裂，病情严重者抗病毒需要使用阿昔洛韦、更昔洛韦等，必要时可以输注人免疫球蛋白。预防：戴好口罩，勤洗手，避免接触患儿，不去人员密集的场所。

■ 10. 百日咳

百日咳是由百日咳杆菌引起的急性呼吸道传染病，近年来此病发病率有明显上升趋势。百日咳表现为阵发性、痉挛性咳嗽，伴有"鸡鸣样"回声，夜间咳嗽更剧烈。百日咳病程较长，可迁延数月，传染性也较强，易于流行，年龄越小，病情越重，可并发肺炎、肺气肿、脑病，危及生命。此病全年均有发病，冬春多发，患者是传染源，潜伏期末到发病后 6 周均具有传染性。百日咳患儿血常规白细胞计数明显上升，淋巴细胞增多为主，C- 反应蛋白多数正常，鼻咽部分泌物百日咳 DNA 阳性。治疗主要是保持空气流通，饮食清淡易消化，药物选用红霉素或阿奇霉素。对易患病儿童，应隔离至发病后 40 d。预防：接种百日咳疫苗。完成百日咳疫苗基础免疫和加强免疫后，保护期一般可达 6 年，戴好口罩，避免去人员密集场所。

■ 11. 猫抓病

猫抓病指的是儿童被猫抓伤或咬伤后，猫身上的一种细菌——"巴尔通体"感染人体，引起伤口附近的淋巴结炎。此病主要见于学龄儿，秋、冬季多见，潜伏期 3 ～ 15 d，皮肤伤口处可能会有皮疹、多部位淋巴结肿大，颈部淋巴结多见，伴疼痛、发热，大多数患儿数月后自愈，严重时可能并发脑病、神经炎、血小板减少等。血常规白细胞计数正常，嗜酸性粒细胞增多，血沉增快，可通过皮试、淋巴结活检等明确诊断。本病可自愈，病程平均 2～3 个月，偶可在 2 年以上，头孢菌素等抗生素有效。一次感染，终生免疫。此病不会在人与人之间传播。预防：做好防护，避免猫抓或咬伤。

■ 12. 结核病

结核病是由结核分枝杆菌引起的慢性传染病。多个器官可能受影响，最常见的是肺结核。开放性肺结核病人是主要传染源，主要经呼吸道飞沫传播，其次为消化道传播，而经皮肤、胎盘传播的少见。肺结核主要表现为低热、盗汗、体重减轻、咳嗽、呼吸困难等，结核性脑膜炎表现为发热、头痛、呕吐、抽搐、昏迷等。诊断需要结核菌素试验、胸部 CT、颅脑 CT、脑脊液检查等，肺结核的肺部 CT 可表现为肺内实质浸润伴肺门淋巴结或纵隔淋巴结肿大，也可表现为双肺密度、大小、分布一致的粟粒影；结核性脑膜炎的脑 CT 可表现为脑水肿、脑室扩大、脑积水、局灶性梗死等，脑脊液可见压力增高、磨玻璃样、细胞数增加、淋巴细胞为主、蛋白阳性、糖和氯化物降低。诊断明确后予以抗结核药物为主的综合治疗，常用的抗结核药物有异烟肼、利福平、吡嗪酰胺、氯霉素、乙胺丁醇等。预防结核病的有效措施是接种卡介苗，增强自身抵抗力，避免接触患者，外出戴好口罩。

13. 病毒性肝炎

病毒性肝炎是由嗜肝的病毒引起以肝脏炎症和坏死病变为主的一组传染病。主要表现为乏力、食欲减退、肝肿大和肝功能异常，部分患儿可有黄疸和发热。无症状感染者较为常见。按病原分类，目前已确定的有 5 型病毒性肝炎，包括甲型、乙型、丙型、丁型和戊型。其病原分别为甲型肝炎病毒（HAV）、乙型肝炎病毒（HBV）、丙型肝炎病毒（HCV）、丁型肝炎病毒（HDV）和戊型肝炎病毒（HEV）。其中，甲型和戊型主要表现为急性肝炎；乙型、丙型和丁型主要表现为慢性肝炎，并可发展为肝硬化和肝细胞癌。病毒性肝炎的主要传染源是患者及病毒携带者，甲型病毒性肝炎和戊型病毒性肝炎经粪－口消化道途径感染，乙型病毒性肝炎主要通过母婴垂直感染、血源感染、医源感染，丙型病毒性肝炎主要通过血源、性传播和母婴传播，丁型病毒性肝炎传播方式与乙型病毒性肝炎相同。急性病毒性肝炎的临床表现多样，可完全无症状，也可表现为暴发性肝炎。患儿在潜伏期有厌食、恶心、呕吐、低热和腹痛、肌肉痛、关节痛等前驱期症状，逐渐出现黄疸，在恢复期症状逐渐消失。体检可见黄疸、肝脏肿大。肝功能显示血清转氨酶异常，黄疸期可有胆红素升高、尿常规胆红素阳性，以及尿蛋白阳性，尿中查见红细胞、白细胞或管型。慢性病毒性肝炎是引起肝硬化和肝细胞癌的最主要原因。慢性病毒性肝炎是指持续转氨酶升高伴特征性的肝脏组织学改变超过 6 个月。慢性乙型肝炎的特点是持续 HBsAg 阳性 6 个月以上。新生儿期感染 HBV 后 90％以上发展为慢性感染，而成人期感染仅有 1%～5% 发展为慢性。HCV 感染后，80％发展为慢性。确诊各型病毒性肝炎主要依靠实验室病原学检查。急性甲型肝炎时，抗 HAV-IgM 阳性是诊断急性 HAV 感染临床病例的最可靠方法。乙肝血清标志物主要有五种，① HBsAg：是 HBV 感染的特异性标志，阳性见于急性乙肝的潜伏期和急性期、慢性 HBV 携带者和慢性乙肝；② HBsAb：阳性见于曾经感染过 HBV 的恢复期，或者注射乙肝疫苗后的正常反应；③ HBeAg：其阳性和滴度反映 HBV 复制水平及传染性强弱；④ HBeAb：阳性是既往 HBV 感染的标志，见于急性乙肝恢复期。慢性 HBV 感染者若从 HBeAg 阳性转为 HBeAb 阳性称为 eAg 血清转换，表示 HBV 无明显活动性复制，传染性减弱；⑤ HBcAb：阳性提示现症或既往感染 HBV，感染后持续存在。血清 HBV DNA 是 HBV 复制和传染性的直接标志。HCV 筛查试验最常用的是酶免疫法检测抗 HCV。新生儿检测出抗 HCV 抗体难以判断抗体是来自母体还是自身感染 HCV，因此，需随访至 12～18 个月龄时重复检测抗 HCV 抗体，或检测 HCV RNA 帮助诊断是否发生 HCV 垂直传播。HDV 的检测方法是检测抗 HDV-IgG，在大多数临床情况下，HBsAg 和抗 HDV-IgG 阳性足以诊断 HDV 感染。HEV

的实验室诊断是检测血清或粪便 HEV RNA。急性病毒性肝炎主要是对症和支持治疗。儿童慢性乙型肝炎有抗病毒治疗适应证者可以选择拉米夫定、干扰素–α、阿德福韦等抗病毒治疗。丙型肝炎抗病毒治疗选用普通干扰素或聚乙二醇干扰素联合利巴韦林治疗。

（三）心血管系统疾病

■ 1. 先天性心脏病

先天性心脏病是儿童最常见的心脏病，指的是胎儿期心脏及大血管发育异常所引起的先天畸形，发病率在新生婴儿中为 6%～10%，其发生与遗传、环境、母体感染等有关。先天性心脏病分为潜伏青紫型（室间隔缺损、房间隔缺损、动脉导管未闭等）、青紫型（法洛四联症、三尖瓣闭锁等）、无青紫型（肺动脉狭窄、主动脉缩窄等）。根治方法主要是手术治疗。如果患儿有面色发绀、呼吸困难、生长发育落后等症状，或在体检时发现心脏杂音、杵状指，需要心脏彩超检查以明确有无心脏畸形。

■ 2. 病毒性心肌炎

病毒性心肌炎是儿科较严重的心脏疾病，是由病毒引起的心肌病变，常见病原有柯萨奇病毒、埃可病毒、腺病毒、流感病毒等。心肌炎主要表现是心慌、乏力、胸闷、心悸、活动受限等，严重时出现心律失常、休克等，危及生命。诊断心肌炎需要做心电图、心脏彩超、心脏 X 线检查、病原体检测、抽血查心肌酶、肌钙蛋白等。心肌炎患儿肌酸激酶、肌酸激酶同工酶升高，肌钙蛋白升高。心肌炎患儿应绝对卧床休息，给予营养心肌、免疫球蛋白减轻心脏损害、抗心律失常、利尿减轻心脏负荷等治疗，必要时激素治疗。如果孩子在病毒性呼吸道感染、病毒性肠炎等情况下出现心累、面色苍白、精神萎靡、活动减少等情况，需要及时完善相关检查，明确是否并发病毒性心肌炎。

3. 感染性心内膜炎

感染性心内膜炎是指病原微生物引起的心脏内膜病变。感染性心内膜炎的发生主要源于以下因素。①心脏的基础性疾病：最常见为先天性心脏病。②病原体：最常见为细菌，以链球菌、葡萄球菌为主，其次为衣原体、病毒、真菌等。③诱因：如拔除牙齿、扁桃体摘除术、长期应用激素等。正常人口腔内存在一些条件致病菌，一般不会引起人体发病，但在机体抵抗力下降时，如果口腔存在伤口，这些细菌可进入血液循环，此时若心脏内膜、瓣膜存在异常，病菌就容易在此附着、繁殖，引起心内膜炎，产生心内膜赘生物，患儿表现为发热、心累、心功能不全等。患儿血培养可能为阳性，超声心动图可见赘生物、心内膜受损，血常规可见贫血、白细胞计数升高、中性粒细胞增多、C-反应蛋白升高、血沉增快、血尿、蛋白尿等。治疗：积极选择敏感抗生素抗感染、加强支持治疗，抗生素应早期、足量、足疗程，抗生素疗程4～8周，必要时手术治疗。预防：先天性心脏病患儿应注意口腔卫生，防止龋齿，预防感染，若需口腔手术，在术前及术后均需使用抗生素治疗。

（四）消化系统疾病

1. 鹅口疮

鹅口疮是一种叫做白色念珠菌的真菌在患儿口腔内繁殖引起的，鹅口疮常见于体质较差的新生儿、婴幼儿。新生儿的感染来源于妈妈的产道或哺乳时奶嘴的污染。婴幼儿常于免疫力下降时发生鹅口疮（例如长期腹泻、营养不良、较长时间使用抗生素、使用激素等情况）。鹅口疮表现为一层覆盖于口腔黏膜的白色片状物，用棉签不易擦去，一般对吃奶没有影响，孩子无明显疼痛感，不会流口水，如果出现这种白膜，可以用棉签吸取 2% 碳酸氢钠溶液于哺乳前后清洁口腔，每天 3～4 次，或将 10 万 U 的制霉菌素片溶于 1 ml 灭菌注射用水配制成溶液，外搽口腔，每天 3～4 次，同时予以口服益生菌，从而抑制真菌生长，可适当口服维生素 C、

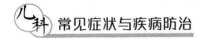

维生素 B$_2$ 等。家庭护理应加强哺乳卫生，加强营养，因疾病需要使用抗生素、激素时，注意观察口腔情况，发现异常及时治疗。

2. 胃食管反流病

胃食管反流病指胃内容物反方向流入食管，婴儿会出现生理性胃食管反流，不影响生长发育，随年龄增长逐渐缓解。若反流较严重，引起一系列食管内、外症状，甚至影响生长发育，则为病理性，即胃食管反流病。胃食管反流病的食管内症状主要表现为反酸、胸骨后疼痛及烧灼感，消化道外症状主要是胃酸刺激导致龋齿、咳嗽、哮喘，甚至肺炎等。诊断此病可做食管钡餐造影、食管 pH 值动态监测、食管内镜检查等。治疗：将床头抬高 25 ～ 30°，予以较稠厚食物，少量多餐，忌食辛辣食物、酸性饮料、巧克力、高脂饮食，避免过饱，避免睡前进食等，必要时予以抑酸药（如：西咪替丁）、胃肠促动力剂（如：多潘立酮）、黏膜保护剂（如：硫糖铝）等药物治疗，程度重者可考虑外科治疗。

3. 消化性溃疡病

消化性溃疡病是指胃、十二指肠黏膜被胃消化液所消化而形成深达黏膜下层的局部组织破损，溃疡好发于十二指肠和胃。根据溃疡病变部位可分为胃溃疡、十二指肠溃疡等，依据病因分为原发性溃疡和继发性溃疡。胃酸、胃蛋白酶、幽门螺杆菌感染、药物因素、精神因素等是消化性溃疡的发病原因。此病主要临床表现为呕血、便血、穿孔。不同年龄患儿的症状差异较大，新生儿和婴幼儿起病急，新生儿以穿孔和消化道出血为主要特征；婴幼儿多以呕血、便血为主要表现；学龄前期和学龄期儿童主要表现为上腹部或脐周腹痛，疼痛与进食无明显关系，多伴有恶心、呕吐和上消化道出血；学龄期儿童接近成人症状，以上腹部、脐周痛为主，可伴有食欲减退、反酸、贫血。幽门螺杆菌阳性的溃疡病患儿，需根除幽门螺杆菌治疗，以降低复发率。继发性消化性溃疡与应激因素（败血症、休克、外伤、手术等）或服用阿司匹林等非甾体类抗炎药有关，诊断消化性溃疡首选内镜检查，胃镜下可见胃或十二指肠黏膜缺损。胃镜下将溃疡分为活动期、愈合期、瘢痕期。可通过胃黏膜活检、C- 尿素呼气试验、大便幽门螺杆菌抗原检测等判断有无幽门螺杆菌感染。活动性溃疡时大便隐血试验可呈阳性。小儿消化性溃疡早期诊断比较困难，对于反复腹痛、恶心、呕吐，尤其是发现消化道出血，或不明原因的进行性贫血患儿，应及时作进一步检查。药物治疗包括制酸剂（西咪替丁、奥美拉唑、磷酸铝凝胶）、黏膜保护剂（硫糖铝、L- 谷氨酰胺呱仑酸钠）等，幽门螺杆菌阳性者予根除治疗（如：奥美拉唑、阿莫西林、克拉霉素三联治疗）；合并出血者给予止血及输血纠正贫血，合并营养不良者加强营养、适当补充多种维生素及微量元素等，加强健康宣教，避免进食对胃黏膜有强刺激的饮食和药品；规律饮食、定时、适当、选择易消化无刺激性食物；注意饮食卫生，防止暴饮暴食。

▓ 4. 轮状病毒性肠炎

　　轮状病毒性肠炎是儿科腹泻最常见的类型之一，由于发病的高峰期在秋冬季节，5 岁以下常见，而且 6 个月至 2 岁的婴幼儿最容易受到感染，所以又被称作婴幼儿秋季腹泻。这个年龄阶段的儿童免疫系统还未发育成熟，肠胃功能弱，很容易受轮状病毒的感染而发病。轮状病毒可以通过污染的食物进入儿童消化道而发病，即所谓"病从口入"，也可因带病毒的空气进入孩子的呼吸道而感染此病。患病后主要表现是急性的发热、呕吐以及腹泻。轮状病毒性肠炎的自然病程 7 ～ 10 d。轮状病毒性肠炎的潜伏期 1 ～ 3 d，也就是说，儿童一般在感染轮状病毒之后 1 ～ 3 d 发病。轮状病毒性肠炎起病较急，前 1 ～ 2 d 多数患儿会出现发热、呕吐症状，有时还会伴随有呼吸道感染的流涕、咳嗽等症状。随后会出现腹泻，大便次数明显增加，少则每日数次，严重的时候可达到每日 20 余次，大便含水分较多，呈黄色水样或蛋花状，有时会含有少量黏液，不含血丝及脓液，也没有腥臭味，排便量较大。腹泻常会引起脱水、电解质紊乱等症状。大多数的患儿病情不重，恢复良好；少数病情严重的患儿可能发生重要器官的病变，从而出现抽搐、严重脱水、心力衰竭、休克等急重症。对于轮状病毒性肠炎患儿，最重要的就是要坚持继续喂养。人们对腹泻的认识往往存在一个误区，以为越吃得多腹泻会越厉害，总以为不吃了就不会再腹泻了，因而停止喂养，其实，肠黏膜的损伤需要修复、发热时身体新陈代谢旺盛，均使得腹泻时对营养的需求量增加，如果限制饮食过严可能加重脱水，造成营养不良，引起病情迁延不愈，甚至影响生长发育，所以要强调继续喂养，以满足孩子的生理需要，补充疾病消耗，只是需要适当改变喂养的食物种类，根据患儿年龄给予合适的易消化饮食，因为轮状病毒性肠炎可能引起继发性乳糖酶缺乏，导致患儿对乳糖的消化吸收能力明显下降，所以较大儿童可以暂停乳类，予以稀饭、面条、馒头等易消化、好吸收的食物；年幼儿可以暂时喂食不含有乳糖的腹泻配方奶粉。待腹泻停止后，逐渐恢复正常饮食。有严重恶心、呕吐的患儿可以暂时停止喂食 4 ～ 6 h，同时要注意防止呕吐物误吸入呼吸道引起窒息，但可以不限制喝水，待呕吐好转后需继续喂养，少量多餐，可以给孩子喝口服补液盐溶液以补充水分和电解质，同时口服蒙脱石散保护胃肠黏膜、消旋卡多曲颗粒减轻腹泻，并补充益生菌、补锌等，促进肠道功能的恢复，针对轮状病毒没有特效药物。待腹泻停止后，逐渐恢复营养丰富的食物。此外，因大便次数过多，会引起肛门周围以及臀部皮肤发红甚至皮肤破损，出现"尿布皮炎"，此时护理应当动作轻柔，每次大便后予以温热的清水冲洗肛门及其周围皮肤，尽量使用柔软吸水的棉质尿布，并要勤换尿布，尽量保持局部皮肤干燥并予以外搽紫草油、氧化锌软膏等。在治疗过程中，家长要注意观察孩子状况，如果出现面色苍白、口渴、食欲不振、皮肤弹性差、眼眶凹陷，哭时无泪、尿量明显减少，就应该是伴有脱水，需及时予以静脉输液等治疗。预防：合理喂养，提倡母乳喂养，提高抵抗力；注意气候变化，适时增减衣被，以免受凉或保暖过度；平时要注意饮食、饮水卫生，忌食生冷、油腻、刺激性食物，注意乳品、食物的清洁保存和奶瓶、餐具、玩具、便器等物品的定期消毒；养成良好的卫生习惯，饭前、便后勤洗手；尽量不密切接触患儿；做好患儿的隔离和粪便消毒处理工作；轮状病毒性肠炎流行季节应避免去人员密集的场所，房间尽量开窗通风，保持空气清新，温、湿度适宜；也可予以口服轮状病毒疫苗预防。

■ 5.诺如病毒性肠炎

诺如病毒性肠炎是由诺如病毒引起的急性腹泻病，诺如病毒性肠炎是除轮状病毒外，造成病毒性腹泻较为主要的病毒，食物、水源的污染会造成此病暴发。此病毒可存在于贝壳类海鲜。主要由病人呕吐物、粪便经由消化道传染，发病主要在学龄期儿童，主要症状是发热、呕吐、腹痛、腹泻、食欲减退、少尿等。潜伏期 1～2 d，病程 1～3 d。治疗：没有特效抗病毒药物，主要是注意休息、清淡饮食、以流质饮食或软食为主，予以口服补液盐溶液补充液体和电解质，口服蒙脱石散保护胃肠黏膜、消旋卡多曲颗粒减轻腹泻，并补充益生菌、锌等，如呕吐较频繁、进食少、尿量明显减少，可考虑静脉输液。预防：主要是避免生食海鲜、不接触患儿及污染的水和食物、勤洗手。

6. 细菌性肠炎

细菌性肠炎是指细菌进入消化道，产生细菌毒素或直接侵袭肠壁而引起的腹泻病，常见细菌有致病性大肠杆菌、沙门氏菌、空肠弯曲菌等。儿童进食被细菌污染的食物或接触病人的粪便后未洗手即进食均可能导致感染。细菌性肠炎主要表现为发热、呕吐、腹痛、大便次数增多、大便带有黏液、脓、血等。细菌性肠炎往往会有"里急后重"症状，即肛门明显坠胀，便意频繁但排便不畅。病情严重时细菌毒素可能导致中毒性脑病，引发抽搐、昏迷、休克，甚至危及生命。大便常规检查可查见白细胞、红细胞、吞噬细胞等，大便培养有助于明确细菌种类，建议大便培养最好在使用抗生素之前进行，以提高检出致病菌的阳性率。治疗：可先按经验选择三代头孢菌素等抗生素治疗，然后根据大便细菌培养及药物敏感试验选择敏感抗生素治疗，辅以补液、补充电解质、肠黏膜保护剂、益生菌等，治疗期间应继续饮食，做到清淡、易消化即可。预防：养成良好卫生习惯，饭前、便后洗手，注意饮食卫生，防止"病从口入"。

■ 7. 便秘

便秘是儿科常见的一种症状，主要是指排便次数减少、大便量减少、大便干结、排便费力等。多数患儿以排便间隔时间延长为主要表现，一般每 2～3 d 或更长时间排便一次为便秘。便秘持续超过 6 个月为慢性便秘。引起便秘的原因主要有两大类。①器质性便秘：指的是身体存在某种病变。此类便秘相对少见。比如：先天性消化道畸形（先天性巨结肠、肛管狭窄等）；内分泌疾病（先天性甲状腺功能减退症、糖尿病等）。②功能性便秘：大多数便秘属于此类。包括由于结肠蠕动缓慢引起的结肠性便秘及排便反射失常或阻塞引起的直肠性便秘。引起功能性便秘的原因主要见于：①饮食过于精细。②进食量过少。③食物中缺少纤维素和水分。④某些药物因素（服用钙剂、铁剂等）。⑤生活环境变化或生活规律改变，比如更换了生活地点、改换了带养人、入托入园等，导致消化功能失调。⑥因未养成定时排便的习惯，导致结肠运动功能、节律紊乱。⑦因贪玩或害怕卫生间的黑暗，或者曾因排便弄脏衣裤受到家长责备等原因而使儿童主动抑制排便，导致排便反射减弱，进而使得排便规律紊乱。⑧因便秘引起肛裂，为了避免疼痛，儿童不愿意排便，如此反复。⑨体质虚弱、营养不良、运动过少等。若儿童因反复便秘就诊，医生首先需要鉴别是器质性便秘还是功能性便秘。如果患儿是出生后不久就出现便秘，要注意消化道畸形或先天性甲状腺功能减退症的可能性，一定要及早发现，及早诊断，及早治疗；如果是年龄较大的患儿，且以往排便正常，就主要考虑功能性便秘了。对于功能性便秘，要注意嘱患儿家长从以下几方面着手，缓解便秘：①保证足够的食物摄入量，才足以刺激胃肠蠕动，使大便正常形成和排出体外。②合理调整饮食结构，适当增加孩子的饮水量，防止肠道干燥，年长儿早餐前可先喝一些温水，注意补充新鲜绿叶蔬菜（韭菜、芹菜、白菜等），增加香蕉、猕猴桃、橘子等水果以及适量核桃、芝麻、花生等坚果的摄入，促进胃肠蠕动，同时尽量避免进食辛辣或油腻食物，教育儿童不偏食，不挑食，保证营养均衡。③养成孩子良好的排便习惯，建议训练儿童养成定时排便的习惯，比如每天早餐后，让儿童坐一下马桶，逐渐形成早餐后排便的规律和习惯。④适当增加运动量，有助于腹肌功能的锻炼，增加排便时的动力。⑤适度腹部按摩，每天早晚空腹时，家长面向儿童，以其肚脐为中心，顺时针方向轻轻按摩腹部 2～3 min，也有利于促进肠道蠕动和排便。⑥药物治疗：一般情况下可以口服益生菌进行治疗，也可以服用膳食纤维或乳果糖进行治疗。⑦必要时可以将肥皂条用温水湿润，塞入肛门刺激排便，或用开塞露自肛门挤入直肠促进排便。

■■■ 8. 血便

血便是指血液由消化道经肛门排出。血便的颜色取决于出血部位的高低、出血量的多少以及在肠道停留的时间，出血的部位高、出血少、在肠道停留时间长，血便偏黑色，反之则为偏红色。儿科较为常见的便血原因。①肠套叠：一般见于婴幼儿，起病急，血便伴有呕吐、哭闹不安、腹胀，此病力求尽早发现，早期可以在 X 线下气钡灌肠松解肠套叠，如果套叠时间较长或灌肠失败，需要急诊手术复位。②梅克尔憩室：为小肠的一种先天性发育异常，为胚胎时期卵黄管的残留，多见于回肠末段，憩室内可能存在胃黏膜、胰腺组织等，可能出现穿孔、出血，一般出血量较大，诊断需要放射性核素锝（^{99m}Tc）扫描，确诊后需要手术治疗。③肠息肉：是肠道黏膜向肠腔内突出的一种隆起状病变，可发生在结肠、直肠，其形成与遗传、慢性炎症刺激有关，治疗需要在肠镜下切除息肉。④细菌性肠炎：肠道细菌感染，细菌侵袭肠壁，引起肠壁损伤，导致出血，需要做粪便常规、粪便细菌培养、敏感抗生素治疗等。

9. 肛裂

肛裂是指肛管部位的皮肤裂开，在儿童任何年龄都可能发生。肛裂原因多为大便干结，表现为排便时肛门疼痛、便血，患儿常因害怕疼痛而不愿意排便，造成便秘，而便秘又加重肛裂。为了减轻排便疼痛和促进创面愈合，应尽量保持排便通畅和避免粪便干结，平时多吃富含膳食纤维的食物，注意多饮水，养成定时排便的好习惯，肛裂时可予以每天温水坐浴 5 ～ 10 min，促使肛门括约肌松弛。

10. 反复腹痛

腹痛的原因很多，肠道感染、阑尾炎、肠痉挛、消化不良、肠系膜淋巴结炎、上呼吸道感染等都可能伴随腹痛。有的学龄前期、学龄期儿童经常反反复复腹痛，不伴有发热，间歇期能完全缓解，腹部彩超、大小便检查，甚至腹部 CT 均未见明显异常，对于这类患儿，首先需要密切观察会不会出现皮肤紫癜（一种主要分布于下肢的红色、紫红色的出血性皮肤红斑），因为有的过敏性紫癜是首先表现为消化道病变，之后一段时间才会出现皮疹，如果是过敏性紫癜，就需要抗过敏，甚至激素治疗；其次，要注意一种由心理因素所引起的"再发性腹痛"，这是儿童一种较为常见的心身疾病，可能与情绪改变、心理压力、家长过度焦虑和关注等因素相关，这类腹痛往往呈发作性、弥漫性，持续十余分钟或数十分钟可以自行缓解，疼痛部位描述不确切，对于这样的患儿，我们要尽量减轻其心理压力，减少关注度，培养兴趣爱好，在腹痛时分散其注意力。

（五）泌尿系统疾病

1. 急性肾小球肾炎

急性肾小球肾炎的主要表现是浮肿、少尿、血尿，还可能出现高血压、蛋白尿等。高血压程度重时可导致高血压脑病，引起抽搐、昏迷，严重的肾炎会出现肾功能衰竭。肾小球肾炎往往和前期链球菌性扁桃体炎、猩红热、皮肤感染等有关联。尿常规检查可见红细胞明显增多、血沉增快、抗链球菌溶血素 O 升高、补体 C3 下降、肾功能可见尿素氮和肌酐升高等。患儿需要卧床休息直至血尿消失，并予以低盐饮食、青霉素治疗 10～14 d、卡托普利降血压，必要时氢氯噻嗪利尿、血液净化或透析治疗等。预防急性肾小球肾炎的重要措施就是防治呼吸道及皮肤感染，对于链球菌感染引起的猩红热、化脓性扁桃体炎、脓疱疮一定要尽早、足疗程青霉素治疗，链球菌感染后 1～3 周应密切关注尿常规情况，及时发现肾脏病变并积极治疗。

2. 肾病综合征

肾病综合征具有"三高一低"的特点：高度浮肿、大量蛋白尿、高脂血症、低蛋白血症。患儿尿液常规检查可见大量尿蛋白，24 h 尿蛋白定量 ≥ 50 mg/（kg·d），血胆固醇升高，血清白蛋白降低。患儿一定要注意休息，密切监测血压，初期限制水、盐摄入。主要是激素治疗：泼尼松 2 mg/（kg·d），分次口服，最大量 60 mg/d，若 4 周内尿蛋白转阴，则自转阴后至少巩固 2 周开始减量，以后改为隔日 2 mg/kg 早餐后顿服，继续用 4 周；以后每 2 ～ 4 周总量中减 2.5 ～ 5 mg，直至停药，疗程必须达 6 个月（中程疗法）。开始治疗后 4 周尿蛋白未转阴者可继续服至尿蛋白阴转后 2 周；一般不超过 8 周，以后再改为隔日 2 mg/kg 早餐后顿服，继续用 4 周，以后每 2 ～ 4 周减量一次，直至停药，疗程 9 个月（长程疗法）。同时补充维生素 D 和钙，必要时予以氢氯噻嗪利尿、肝素抗凝治疗等，激素效果不理想时，需要做肾脏活检，进一步明确肾脏病变的类型，调整治疗方案。

3. 泌尿道感染

泌尿道指的是肾脏、输尿管、膀胱、尿道。泌尿道感染指病原体进入泌尿道，在尿液中生长繁殖，引起泌尿道损伤。病原体一般为细菌，最常见的是大肠杆菌。女孩较男孩容易感染，新生儿和小婴儿抗感染能力差、尿道口容易受细菌污染，尿道畸形则增加了感染的概率。各年龄泌尿道感染的症状有所不同：新生儿主要表现为发热、低体温、反应差、吃奶减少、黄疸、面色苍白、体重增长缓慢等；婴幼儿主要表现为发热、奶量减少、哭闹不宁等；较大儿童表现为典型的尿频、尿急、尿痛。诊断需要做尿常规、尿培养、泌尿道彩超等检查，清洁中段尿离心沉渣中白细胞 ≥ 5/HP 提示感染，尿培养阳性可明确致病菌，泌尿道彩超可协助明确有无泌尿道畸形。治疗：注意初期卧床休息；多饮水促进排泄；饮食应营养丰富，注意补充蛋白质和维生素；先按经验选用头孢三代等抗生素，然后根据尿培养及药物敏感试验结果调整抗生素。预防：注意个人卫生、勤洗外阴，内裤宽松、及时发现男孩包茎、矫正泌尿道畸形。

4. 血尿

血尿是儿科泌尿系统疾病常见的症状，是指尿液中红细胞数超过正常范围，血尿分为镜下血尿和肉眼血尿，"镜下血尿"是指仅在显微镜下发现红细胞增多，而"肉眼血尿"指的是肉眼即可见尿呈"洗肉水"色或血性。一般当尿红细胞 > 2.5×10^9/L，相当于 1 000 ml 尿中含 0.5 ml 血液时，就会呈现肉眼血尿，肉眼血尿的颜色与尿液的酸碱度有关，中性或弱碱性尿颜色鲜红或呈洗肉水色，酸性尿呈浓茶色。引起血尿的原因很多，主要见于各种致病因素引起的肾小球基膜完整性受损或通透性增加、尿道黏膜损伤、肾小球毛细血管腔内压增高、凝血功能障碍等。血尿的鉴别：血尿伴有尿频、尿急、尿痛，首先考虑泌尿道感染；伴有低热、盗汗、消瘦，应考虑肾结核；伴有肾绞痛或活动后腰痛，应考虑肾结石；伴有外伤史，应考虑泌尿系统损伤；伴有肾区肿块，应考虑肾肿瘤或肾静脉栓塞；伴有身体其他部位皮肤黏膜出血，应考虑出血性疾病；近期使用肾毒性药物，应考虑急性间质性肾炎；伴有出血、溶血、循环障碍及血栓症状，应考虑 DIC 或溶血尿毒综合征；无明显伴随症状时，应考虑左肾静脉受压综合征、肾微小结石、尿路息肉、憩室、特发性高钙尿症等。

5. 尿床

尿床又称夜间尿失禁，学名"遗尿症"，是指 5 岁以上儿童夜间睡眠状态下不知不觉地排尿，每月发生 2 次以上，从未有过 6 个月以上的间断。孩子通常不会因为尿湿而醒来，而尿量通常可以把床单湿透。近年来我国遗尿症的发病率有上升趋势，男孩多于女孩。部分病情严重的儿童，白天睡眠中也发生遗尿。遗尿症容易导致孩子出现自卑、自责、焦虑等不良情绪，甚至影响到孩子良好性格的形成，因此，遗尿症越来越受到医生和家长的关注和重视。随年龄的增长，约 15% 的孩子可以逐渐自愈；约 2% 的孩子病情会持续到成年。大多数遗尿症是遗传因素、生理发育延迟和心理因素等共同作用导致的，少部分是由于身体某些器官存在疾病。研究发现，约有 60% 遗尿症儿童的父母或近亲属同样有遗尿症病史；其次，觉醒障碍也是原因之一，一般情况下，当夜间膀胱充盈时，孩子的脑电活动由深睡眠转入浅睡眠状态，从而促使孩子觉醒，而这种觉醒反应是随年龄的增长而逐渐完善的，遗尿症就是由于这种觉醒反应的发育延迟或障碍，导致睡眠过深，膀胱充盈时难以觉醒；此外，支配尿液产生的激素分泌功能异常也会引起遗尿症，人体有一种"抗利尿激素"，由下丘脑神经元分泌，在垂体后叶释放，其生理作用是促进肾脏集合管对水的重吸收，起到抗利尿作用，其分泌规律为日少夜多，所以白天尿液产生多于夜间，而这些遗尿症儿童的抗利尿激素分泌节律紊乱甚至颠倒，从而导致夜间尿液产生过多；还有一个原因是膀胱容量偏小或排尿功能不良，科学研究发现，多数的遗尿症患儿存在不同类型的膀胱发育或功能不良，比如：膀胱容量偏小，尿液很少时就会排尿，又如：夜间膀胱逼尿肌过度兴奋，导致排尿次数增加；而睡前饮水过多也会导致尿液产生过多，从而加重肾脏、膀胱负担，容易引发遗尿；长期便秘引起儿童直肠扩张，直肠压迫膀胱，也会引起遗尿；心理因素对儿童的影响也很大，比如，生活环境改变、过度紧张、受到批评、长期焦虑不安等因素都可能导致排尿习惯发生改变或膀胱控制能力受到影响，而情绪稳定、自信心强的儿童往往更易于控制排尿。当然，身体器官存在病变，比如：神经系统疾病（脑发育不全、骶尾椎发育不良等）、泌尿系统发育异常（包茎、异位尿道开口等）、泌尿道感染、糖尿病等，也可能引起遗尿症。儿童尿床，医生首先需要完善一些必要的检查，比如：尿常规、泌尿系彩超、腰骶椎 X 线检查等，明确有无泌尿道感染、畸形、隐性脊柱裂等病变，做到尽早诊断，从而积极治疗这些器质性疾病。如果没有器质性病变，那就需要叮嘱父母协助患儿做到以下几点。①建立良好的作息规律：让患儿晚餐后不要剧烈运动或过度兴奋，从而保证充足的睡眠时间和良好的睡眠质量。②注意饮食规律：白天适当多饮水，睡前不再进食或饮水。尽量清淡饮食，少盐少油，避免食用凉寒、高糖食物或饮料，不要饮茶水。晚饭尽量少吃西瓜、黄瓜、冬瓜、卷心菜等利尿食物。③养成睡前先排尿的习惯：睡前排空膀胱，可以防止膀胱在睡眠中过早充盈。④膀胱功能训练：白天让患儿多饮水，排尿前，教会其尽量憋尿，从而训练增加膀胱的容量。白天排尿时尽量分次进行，以加强膀胱对排尿的控制能力。⑤唤醒疗法：摸索患儿夜间排尿规律，调好闹钟，在通常容易尿床的时段及时唤醒患儿排尿，并让其尽量在清醒状态下、自行去卫生间排尿。⑥心理治疗：医生和患儿父母要帮助患儿消除自卑、焦虑的情绪，多安慰、多鼓励，消除羞耻感，树立患儿坚持治疗的信心，治疗有效后给予肯定和鼓励。⑦药物治疗：如果使用以上办法效果不明显，对于6岁以上患儿，可考虑予以去氨加压素进行适度的药物治疗。

（六）血液系统疾病及肿瘤

▓ 1. 贫血

贫血是指血液中单位体积内的红细胞数目或血红蛋白量低于正常值。贫血可能出现在以下几种情况。①红细胞和血红蛋白生成不足。②红细胞破坏过多，也就是我们所说的溶血性贫血，指的是红细胞因为各种因素而破裂，红细胞中的各种物质释放到血液里。③红细胞丢失：也就是急性和慢性的出血。红细胞的主要功能是携带氧气，所以贫血时身体会出现缺氧的相关症状。贫血时面色、睑结膜、嘴唇及甲床颜色苍白；病程较长的儿童易疲倦、毛发干枯、营养状况差、体格发育迟缓等。贫血时，骨髓功能不足，可能出现骨髓外造血，也就是表现为肝脏、脾脏和淋巴结肿大。贫血时，可出现呼吸加速、心跳加快、脉搏加强、食欲减退、恶心、腹胀、注意力不集中等。贫血需要做血常规检查，根据红细胞计数及血红蛋白浓度判断有无贫血及其程度；其次，医生要根据孩子的出生情况、喂养情况、家族史、体格检查结果等具体情况，选择性地进行红细胞形态、异常白细胞形态、网织红细胞计数、血清铁蛋白、维生素 B_{12}、叶酸、葡萄糖 -6- 磷酸脱氢酶、地中海贫血基因、血红蛋白电泳、骨髓涂片等检查。儿童贫血较常见，但它并非一种独立的疾病，而只是一种临床表现或症候群，发现贫血后，一定要积极寻找原因或基础疾病。对于广大少年儿童，要注意做到日常生活有规律，营养均衡，不挑食、不偏食，避免感染，发现面色改变及时就医。

2. 缺铁性贫血

缺铁性贫血是因体内铁缺乏导致血红蛋白合成减少，临床上以小细胞低色素性贫血、血清铁蛋白减少和铁剂治疗有效为特点。本病严重危害儿童健康，是我国重点防治的儿童常见病之一。缺铁性贫血主要见于早产儿、双胎、极低出生体重儿、添加辅食过晚、肉类摄入过少、慢性腹泻、青春期月经过多、节食减肥等，以婴幼儿发病率最高。缺铁性贫血患儿的血清铁蛋白降低、铁饱和度降低、总铁结合力升高，血常规提示小细胞低色素性贫血。治疗主要是补铁，常用右旋糖酐铁，剂量为元素铁 $4 \sim 6 \, mg/（kg \cdot d）$，分三次口服，两餐之间服用为宜，同时服用维生素 C 可促进铁的吸收，随访血常规和网织红细胞。网织红细胞在治疗后 $2 \sim 3 \, d$ 开始上升，$5 \sim 7 \, d$ 达高峰，$2 \sim 3$ 周后下降至正常。治疗

1～2周后血红蛋白含量逐渐上升，3～4周达到正常，待血红蛋白恢复正常后，尚需维持巩固治疗6～8周，以增加铁储备。预防：提倡母乳喂养，按时添加含铁量高且吸收率高的辅食（瘦肉、动物肝脏、动物血等），早产儿、极低体重儿生后1～2月开始予以预防性补铁治疗。

■ 3. 巨幼细胞性贫血

营养性巨幼细胞性贫血是由于维生素 B_{12} 和（或）叶酸缺乏所致的一种大细胞性贫血。主要临床特点是贫血、神经精神症状、红细胞的胞体变大、骨髓中出现巨幼红细胞、用维生素 B_{12} 和（或）叶酸治疗有效。富含维生素 B_{12} 的食物主要是肉类、动物内脏、鱼类、苹果、香蕉等；富含叶酸的食物主要有绿色蔬菜、水果等。此病病因主要有。①摄入量不足：单纯母乳喂养而未及时添加辅食、人工喂养不当及严重偏食的婴幼儿，其饮食中缺乏肉类、动物肝、肾脏及蔬菜，可致维生素 B_{12} 和叶酸缺乏。羊乳含叶酸量很低，单纯羊奶喂养可引起叶酸缺乏。②需要量增加：婴儿生长发育较快，对叶酸、维生素 B_{12} 的需要量也相应增加，严重感染时维生素 B_{12} 的消耗量、需要量也增加。③吸收或代谢障碍：慢性腹泻影响叶酸吸收，先天性叶酸代谢障碍也可致叶酸缺乏。此病多发于6个月至2岁，起病缓慢。表现为虚胖或颜面轻度水肿，毛发稀疏、纤细、发黄，皮肤蜡黄，眼睑结膜、口唇、指甲苍白，疲乏无力，常伴肝脾肿大，有时出现烦躁不安、易怒等症状。维生素 B_{12} 缺乏表现为表情呆滞、反应迟钝、智力、运动发育落后等，重症患儿可出现震颤、手足无意识运动，甚至抽搐、共济失调等。叶酸缺乏可引发厌食、恶心、呕吐、腹泻和舌炎等。实验室检查可见外周血常规呈大细胞性贫血，网织红细胞、白细胞、血小板计数也可减少。骨髓增生明显活跃，以红系增生为主，粒系、红系均出现巨幼变。血清维生素 $B_{12} < 100$ ng/L 为缺乏，血清叶酸水平 < 3 μg/L 为缺乏。治疗：注意营养，及时添加辅食；加强护理，防止感染；对引起维生素 B_{12} 和叶酸缺乏的原因应予去除；叶酸缺乏者予以口服叶酸，维生素 B_{12} 缺乏者予以维生素 B_{12} 肌内注射。预防：预防巨幼细胞性贫血需要改善哺乳母亲的营养，婴儿应按时添加肉类、蔬菜类辅食，及时治疗肠道疾病等。

■■■ 4. 地中海贫血

地中海贫血是一种遗传性、溶血性贫血，因为在地中海沿岸多见而得名。我国广东、广西、海南、四川等地多见。地中海贫血会遗传。如果夫妻有一方为地贫基因携带者，则后代有 50% 的概率成为基因携带者；如果夫妻双方均为同型地中海贫血基因携带者，则后代有 25% 的概率为重型地中海贫血，50% 的概率为基因携带者，25% 的概率为正常。地中海贫血需要做血常规、血红蛋白电泳、地中海贫血基因检测明

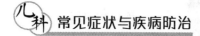

确。轻型地中海贫血无明显症状，无需治疗；中间型地中海贫血可有中度贫血、肝脾轻 – 中度肿大，有时可伴有黄疸，要注意休息和营养，预防感染，防止服用可能诱发溶血的药物，适当补充叶酸、维生素 E，偶尔可能需要输血，必要时可考虑切除脾脏；重型地中海贫血表现为面色苍黄、肝脾肿大、发育不良、头大、鼻梁塌、眼距宽等，重型地中海贫血需要每 4 ~ 5 周输注红细胞一次，因为反复输血，体内铁负荷过载，需要予以祛铁治疗，根治方法是造血干细胞移植。预防：开展人口普查，做好婚前指导和遗传咨询，避免地中海贫血基因携带者之间的联姻；做好产前诊断，在孕早期对重型地中海贫血胎儿做出诊断，终止妊娠。

5. 蚕豆病

蚕豆病是红细胞"葡萄糖 –6– 磷酸脱氢酶缺乏症"的常见临床类型之一，红细胞"葡萄糖 –6– 磷酸脱氢酶缺乏症"简称"G–6–PD 缺乏症"，是一种遗传性的疾病，G–6–PD 缺乏的患儿，血液里的红细胞会在接触一些诱因后发生破裂，引起一系列症状，患此病的男孩多于女孩。在我国，此病主要见于长江流域及其以南各省，以云南、海南、广东、广西、四川、贵州等地的发病率较高，为 4% ~ 15%，个别地区甚至高达 40%；而北方各省较为少见。"蚕豆病"患儿血液里的红细胞先天性缺乏 G–6–PD，导致患儿在接触某些诱因，如进食蚕豆，甚至母亲食用蚕豆给患儿哺乳后，可使患儿出现溶血，所谓"溶血"就是红细胞的自发性破裂，从而引起贫血、黄疸、畏寒、发热、寒颤等，而红细胞破坏以后，产生的大量血红蛋白从尿液中排出，则形成"血红蛋白尿"，外观呈酱油色。蚕豆病患儿常在蚕豆成熟的初夏季节发病，可能发生在任何年龄，较常见于 10 岁以下的患儿，一般在进食蚕豆或其制品后数小时至数天（多数在 1 ～ 2 d 内）发病。从进食蚕豆及其制品到发病的潜伏期越短，症状往往越重。溶血程度轻者可能没有明显的黄疸和尿色改变；程度重者则可能迅速发生溶血，出现明显的贫血、黄疸、酱油色尿，同时，红细胞大量溶解后的分解产物还会引起患儿畏寒、发热、寒颤、恶心、呕吐、口渴、腰痛等；程度极重的患儿病情发展迅速，甚至可能出现神志不清、抽搐、休克、急性肾功能衰竭等，急需抢救。诊断蚕豆病需行红细胞 G-6-PD 活性测定，患儿的 G-6-PD 活性是低于正常值的，也可行 G-6-PD/ 6-PGD 比值测定、G-6-PD 基因检测等检查。除了蚕豆，G-6-PD 缺乏的患儿还可能在服用具有氧化特性的药物（阿司匹林、氨基比林等）后出现溶血。蚕豆病患儿一旦出现溶血，应尽量让其脱离、去除诱因，给予足够的水分，予以输液、纠正电解质紊乱、碳酸氢钠碱化尿液，以防止血红蛋白在肾内沉积而引起肾功能损伤，严重贫血时，输注 G-6-PD 正常的红细胞。所幸，我国早已经开展新生儿四病筛查，即：在新生儿出生后72 h，正常喂奶6～8次之后，采集足跟血液进行四种遗传性疾病的筛查，其中就有G-6-PD缺乏症，如果查出G-6-PD缺乏，在今后的喂养中就要避免蚕豆及其他一系列相关诱因。在患儿就医、入托入园时，应主动将病情告知医生和老师，以避免接触诱发溶血的因素。

■ 6. 中性粒细胞减少症

中性粒细胞是血液中白细胞的类型之一，是人体抵抗病原体的第一道细胞防线。中性粒细胞减少症指血液中的中性粒细胞数目减少，在新生儿及1岁以下的儿童，中性粒细胞低于$1.0 \times 10^9/L$；1岁以上的儿童，中性粒细胞低于$1.5 \times 10^9/L$，则为中性粒细胞减少症。引起中性粒细胞减少的原因很多，最常见的是继发于病毒感染，比如：病毒性感冒、麻疹、水痘、风疹等，其次可见于某些药物的不良反应。中性粒细胞减少的患儿会出现乏力、寒战等症状。中性粒细胞减少症轻者可随着诱因的解除而逐渐恢复，重者会继发身体各部位的一些严重感染，如大肠杆菌、金黄色葡萄球菌等感染。治疗主要是积极治疗引起中性粒细胞减少的原发病、停用可疑药物，口服地榆升白片促进中性粒细胞产生，防治继发感染，必要时使用粒细胞集落刺激因子等。

7. 免疫性血小板减少症

免疫性血小板减少症也称特发性血小板减少性紫癜，是一种小儿最常见的出血性疾病，血小板低于 $100 \times 10^9/L$。主要表现是皮肤、黏膜自发性出血、血小板减少、束臂试验阳性、出血时间延长、血块收缩不良。一般多见于婴儿期到学龄前期的儿童，男女发病率无明显差异，多发于冬春季节，发病之前常有呼吸道感染病史，主要表现在皮肤出血点、瘀斑、鼻出血、牙龈出血、月经过多，最严重的是脑出血，危及生命。免疫性血小板减少的患儿血常规提示血小板计数减少，骨髓巨核细胞计数增多或正常，而产生血小板的巨核细胞明显减少。对于血小板在 $30 \times 10^9/L$ 以下者，需要住院治疗，予以静脉滴注人免疫球蛋白治疗，必要时需要骨髓穿刺、激素治疗，严重出血时输注血小板等。

8. 血友病

血友病是一组遗传性凝血功能障碍所致的出血性疾病，主要表现为终生轻微损伤后发生长时间出血，最常见的出血部位是四肢关节、肌肉等，反复关节出血会引起运动障碍、关节畸形。此病较为少见，患儿主要是男孩，常见类型有：血友病 A（缺乏凝血因子 Ⅷ）、血友病 B（缺乏凝血因子 Ⅸ）。如果儿童自幼容易出血，肌内注射部位不易止血，可抽血检查凝血功能、凝血因子活性以明确。本病的治疗主要是终生输注相应的凝血因子，注意避免外伤及肌内注射。预防本病的最佳措施是对患儿家属进行筛查，对基因携带者家族中的孕妇进行产前诊断，对确诊血友病的胎儿及时终止妊娠。

9. 白血病

白血病是血液系统的一种恶性疾病，是我国最常见的小儿恶性肿瘤，我国 10 岁以下白血病患病率约 3/10 万。白血病可能与病毒感染、遗传、理化因素等有关，主要表现为发热、贫血、出血，多数伴有肝脾淋巴结肿大。血常规提示红细胞及血红蛋白减少，血小板减少，白细胞异常增多或减少，原始细胞及幼稚细胞增加。确诊白血病需要骨髓穿刺术抽取骨髓做检查。若确诊白血病，需要化疗、输血、抗感染、集落刺激因子促进白细胞生成等，根治方法是造血干细胞移植。

10. 淋巴瘤

淋巴瘤是原发于淋巴结或淋巴组织的恶性肿瘤，患儿主要以学龄期儿童及青春期儿童为主，主要表现为无痛性、进行性淋巴结肿大，可发生于颌面部、鼻咽部、纵隔、腹腔等部位。病变淋巴结以颈部为最多，其次是腋下、腹股沟等。纵隔淋巴结病变时可压迫上腔静脉，引起上腔静脉综合征，出现咳嗽、头面部及上肢水肿、呼吸困难等，也可压迫食管、喉返神经而发生吞咽困难、声音嘶哑等。腹腔淋巴结病变可能引起腹痛、肠梗阻，常伴有肝脾肿大及皮疹，还可表现为不明原因的发热、盗汗、体重减轻。淋巴瘤在病理上分为霍奇金淋巴瘤和非霍奇金淋巴瘤两大类，中国儿童以非霍奇金淋巴瘤为主，占 75% 左右。浅表淋巴瘤的诊断需要进行穿刺或活检进行病理检查以确诊，纵隔及腹腔淋巴结肿物为表现时可进行 B 超或 CT 引导下的穿刺活检或手术切除做病理检查以明确诊断，同时进行影像学检查以确定分期。淋巴瘤的治疗是建立在准确的诊断和分期基础上。成熟 B 细胞非霍奇金淋巴瘤占儿童和青少年非霍奇金淋巴瘤的大部分，采用短疗程、高强度方案治疗。霍奇金淋巴瘤化疗效果不满意时可局部放疗。

（七）免疫性疾病

■ 1. 免疫缺陷病

医学上的免疫缺陷病，是指因免疫细胞和免疫因子发生缺陷而引起的抗感染功能低下或失调。免疫缺陷病分为三类。①原发性免疫缺陷病：即遗传性免疫缺陷病，需要根据具体类型给予治疗。②继发性免疫缺陷病：指的是因为某些疾病、营养紊乱等因素引起的免疫功能缺陷，一般程度较轻，所以也称为免疫功能低下，治疗主要是去除诱发因素，积极治疗引起免疫功能低下的原有疾病。③获得性免疫缺陷病：指的是由人类免疫缺陷病毒（HIV）感染引起，简称AIDS，也就是俗称的"艾滋病"，需要抗病毒治疗。以上情况发病率并不太高，大多数的儿童免疫力较差是暂时的，因为儿童的免疫功能是逐渐提高的，随着年龄的增长，绝大多数儿童的免疫力逐渐增强，生病的概率就逐渐降低了。如果儿童反反复复发生感染性疾病，需要做免疫球蛋白测定、外周血 T 细胞亚群计数、HIV 检测等。

2. 过敏性紫癜

过敏性紫癜是一种和免疫有关的小血管炎，常见于 2 ～ 8 岁的儿童，男孩为主，多发于春秋两季，发病可能与数周前的上呼吸道感染有关，其特点是出现血小板不减少性紫癜，表现为以臀部、双下肢为主的出血性皮疹，皮疹以伸侧分布较多，分批出现，起初为紫红色，略高于皮肤表面，按压后不褪色，逐渐变为褐色，严重的皮疹会伴有血疱、出血、皮肤坏死。此病病变血管分布广泛，除了影响皮肤，导致出血性皮疹，还可能影响胃肠道、肾脏、关节等部位，出现呕吐、腹痛、血便、血尿、蛋白尿、关节肿痛，甚至肠套叠、脑出血等症状。此病容易反复发作。过敏性紫癜患儿血常规白细胞正常或增高，嗜酸性粒细胞可增加，血小板数目正常，尿中可查见红细胞、蛋白质，消化道受累时大便隐血阳性。治疗：需要卧床休息，控制感染，按病情选用氯雷他定等抗过敏药物、激素（甲基泼尼松龙）、钙剂等治疗，消化道出血时禁食，予以西咪替丁抑酸治疗等。此病大多数可经数周至数月治愈，少数重症患儿可能出现肠出血、肠套叠、肠坏死、肾脏损害、脑出血等严重病变。

3. 川崎病

川崎病是一种病因尚不十分明确的疾病，亚洲人发病率较高。此病在 1967 年由日本川崎富作首次报道，因此得名，它又称皮肤黏膜淋巴结综合征，顾名思义，它会影响皮肤、黏膜、淋巴结等，严重的是，一部分川崎病会出现心脏的冠状动脉病变。此病的特点是：发热 5 d 以上、皮疹、颈部淋巴结肿大、眼球结膜充血、唇皲裂、舌乳头充血呈杨梅样、手足肿胀、掌跖红斑等，恢复期血小板增多，指（趾）脱皮、指（趾）甲横沟、指（趾）甲脱落等。川崎病的患儿白细胞增多，中性粒细胞为主，C- 反应蛋白升高，血沉增快，恢复期血小板显著增多。此病需要静脉滴注人免疫球蛋白、口服阿司匹林治疗，静注人免疫球蛋白效果不佳时需激素等治疗，需长期监测心脏彩超了解冠状动脉情况。

■ 4. 风湿热

风湿热是由于咽部感染乙型溶血性链球菌后发生的急性或慢性的风湿性疾病，可反复发作，主要累及皮肤、关节、心脏，甚至累及中枢神经系统、血管、肺、肾等内脏器官。临床表现以关节炎和心脏炎为主，可伴有发热、皮疹、皮下结节、舞蹈病等。急性发作时通常以关节炎较为明显，急性发作后常遗留轻重不等的心脏损害，尤其以心脏瓣膜病变最为显著，形成慢性风湿性心脏病或风湿性心瓣膜病。此病最常见于 5～15 岁的儿童，婴幼儿极为少见。一年四季均可发病，以冬春多见，无性别差异。患儿白细胞、中性粒细胞增多，CRP 升高，血沉增快，血清中抗链球菌溶血素 O 升高。治疗：注意休息，低盐饮食，予以青霉素清除链球菌感染治疗，疗程 2 周；心脏炎时宜早期使用激素，无心脏炎可用非甾体抗炎药（如：阿司匹林）；舞蹈病时可用苯巴比妥等镇静剂。风湿热预后主要取决于心脏炎的严重程度、首次发作是否得到正确抗风湿热治疗以及是否正规抗链球菌治疗。心脏炎易于复发，预后较差，尤以严重心脏炎伴充血性心力衰竭患儿为甚。建议每 3～4 周肌内注射苄星青霉素预防链球菌感染，预防注射期限至少 5 年，最好持续至成年；有风湿性心脏病者，宜作终身苄星青霉素预防。对青霉素过敏者可改用红霉素类药物口服，每月口服 6～7 d。风湿热或风湿性心脏病患儿，需要行手术时，术前、术后应用抗生素以预防感染性心内膜炎。

■ 5. 幼年特发性关节炎

幼年特发性关节炎是儿童时期较为常见的风湿性疾病，主要特征是慢性关节滑膜炎，小于 16 岁起病，持续 6 周或 6 周以上的单关节或多关节炎，并除外其他原因，可伴有全身多系统受累，是造成小儿致残和失明的重要原因。病因可能与遗传易感性、免疫失衡和感染、外伤、环境因素和心理刺激等有关。关节病变以慢性非化脓性滑膜炎为特征，可出现胸膜、心内膜、腹膜等非特异性纤维素性浆膜炎。目前，幼年特发性关节炎的诊断缺乏特异性的实验室检查，所有辅助检查仅作为鉴别诊断和疾病活动度的判断。辅助检查需要血培养、骨髓培养鉴别败血症及血液系统肿瘤；胸部 CT 及 PPD 皮试以鉴别结核感染；相应免疫学检查除外其他风湿性疾病；同时影像学检查如关节 MRI 了解早期骨关节病变，超声检查可了解及辅助关节腔穿刺，治疗应根据不同类型选择不同的治疗方案。治疗应根据关节炎不同分型，尽早应用非甾体类抗炎药（如：萘普生）治疗，重症患儿可能需加用糖皮质激素、免疫抑制剂或生物制剂治疗以达到控制病情的活动度，减轻或消除关节疼痛和肿胀，预防关节症状的加重，避免出现不可修复的骨破坏，防止关节畸形和功能障碍。因为幼年特发性关节炎是一组异质性的疾病，不同类型预后差别较大。

（八）神经系统疾病

■ 1.热性惊厥

热性惊厥是婴幼儿时期最常见的惊厥性疾病，患病率为2%～5%，常于发热初期或体温快速上升期出现惊厥，需要排除中枢神经系统感染（脑炎、脑膜炎）以及引发惊厥的任何其他急性病，既往也没有无热惊厥史。热性惊厥与遗传、环境等相关，病毒感染是常见诱发因素。热性惊厥常见于3个月至6岁的孩子，多数发生于6个月至3岁，高峰期为1岁半左右，分为单纯型、复杂型。其中，单纯型占75%左右，表现是全身发作，发作的持续时间在15 min以内，24 h之内或同一热性病程中仅发作1次；复杂型的特征是：发作持续时间长，在15 min以上，身体的局部发生抽搐，24 h之内或同一热性病程中发作2次及以上。热性惊厥绝大多数是良性过程，一般不会出现大脑的损伤。首次热性惊厥后，仅有约30%的孩子会在以后的发热性疾病中再次发生热性惊厥。复发的高危因素有：1岁半以前发病、热性惊厥发作时体温在38℃以下、有热性惊厥的家族史、热性惊厥发作前的发热时间短（一般在1 h以内）。对于单纯型热性惊厥，不建议预防性治疗。对于少数复杂型热性惊厥、发作过于频繁（每年5

次以上）、出现过热性惊厥持续状态（持续 30 min 以上），可以在医生指导下根据具体情况采用抗癫痫药物预防性治疗。据分析，95% 以上的热性惊厥不会进展为癫痫，热性惊厥后患癫痫的危险因素有：复杂型热性惊厥、本身存在神经系统发育异常（如：生长发育落后、脑瘫）、癫痫家族史。在患儿发作热性惊厥时，可予以地西泮静脉缓慢注射止惊镇静。预防：对于有热性惊厥史的患儿，在发热时需要密切观察病情变化，及时退热治疗。

2. 癫痫

癫痫是一种慢性的神经系统疾病，病因复杂，与遗传、结构、免疫、代谢、感染等因素相关，尚有一部分原因不明。癫痫发作分为局灶性发作、全面性发作。频繁、长期、严重的癫痫会进一步引发脑损伤，出现神经、精神障碍。癫痫发作期脑电图可见尖波、棘波等。确诊癫痫后，治疗包括对因治疗、药物治疗。抗癫痫药物治疗是癫痫最主要的治疗方法，需要 2 年以上抗癫痫药物治疗。发生过抽搐的患儿不一定都会发展为癫痫。抽搐只是一种症状，除了癫痫，在热性惊厥、脑炎、脑膜炎、轮状病毒性肠炎、诺如病毒性肠炎、低钙等情况下都会发生抽搐。而癫痫指的是一种具有持久性的产生癫痫发作的倾向的慢性脑疾病。癫痫具有反复性、发作性、刻板性等特征，确诊癫痫需要脑电图、头部

CT、MRI、染色体检查、基因检查等综合分析。

3. 急性细菌性脑膜炎

急性细菌性脑膜炎是指各种化脓性细菌引发的脑膜炎症。此病表现为发热、惊厥、意识障碍、颅内高压、脑膜刺激征以及脑脊液化脓性改变。细菌侵入脑膜的途径有：经血液、经邻近组织器官、颅腔与外界相通时直接入侵。90% 以上的化脓性脑膜炎发生于学龄期以前，尤其是 2 岁以内发病率较高，一年四季均有发病。当儿童有发热、惊厥、精神萎靡、意识障碍、呕吐、前囟隆起、颈部强直等情况时，需要警惕此病。医生需要通过腰椎穿刺检查脑脊液、头颅 MRI 或 CT 等明确诊断。脑脊液表现为外观浑浊，白细胞增多，分类以中性粒细胞为主，糖和氯化物含量降低，蛋白含量升高，脑脊液可培养出细菌。细菌性脑膜炎的并发症主要有：硬膜下积液、脑积水、脑脓肿等。早期诊断是早期治疗的前提。治疗：选用敏感的抗生素，且需要静脉用药、用药早、剂量足、疗程足。其次还需要 20% 甘露醇降低颅内压、苯巴比妥镇静止惊等治疗，疗程 2 ~ 4 周或更长。病情严重者会遗留反复惊厥、运动障碍、语言落后、智力低下、行为异常等后遗症。预防：保持皮肤黏膜清洁及完整，发生局部感染尽早诊治，避免引发全身感染而累及神经系统。

4. 病毒性脑炎

　　病毒性脑炎是由病毒引起的脑实质炎症。此病主要表现为发热、呕吐、惊厥、昏迷、精神减退、嗜睡或烦躁不安，年龄较大患儿会有头痛。病毒性脑炎确诊也需要通过腰椎穿刺检查脑脊液、头颅 MRI 或 CT 等检查明确。病毒性脑炎患儿脑脊液清亮，白细胞计数正常或轻度增高，糖含量正常，蛋白含量正常或轻度升高。治疗：保证营养，维持电解质平衡、20% 甘露醇缓解脑水肿、苯巴比妥抗惊厥等，对于单纯疱疹病毒性脑炎，可予以阿昔洛韦抗病毒，对于巨细胞包涵体病毒性脑炎，可予以更昔洛韦抗病毒。本病病程约 3 周，多数能恢复良好，而病情严重、病毒致病力较强、年龄较小者可能留下听力下降、视力障碍、智力障碍、惊厥、运动落后等后遗症。预防：增强体质，预防感染。发生病毒感染性疾病时密切观察病情变化，若有精神萎靡、呕吐、嗜睡、惊厥等情况及时完善相关检查，明确诊断。

5. 抽动障碍

　　抽动障碍，也叫抽动秽语综合征，是一种起源于儿童或青少年时期，以不自主、突发、反复、重复、快速、无节律的一个或多个部位运动抽动为特征的一组综合征，有的伴有发声抽动。主要表现为不自主地眨眼、吸鼻、耸鼻、咬唇、歪嘴，有时伴有清嗓、咳嗽、反复重复某一词语或秽语。此病可能与遗传、环境、神经生理、神经生化等多因素相互作用有关。治疗包括心理行为治疗和药物治疗，药物治疗主要可选择硫必利、氟哌啶醇等。患儿应该避免过度紧张、疲劳、兴奋等，医生要告知家长，不要显得过度关注，更不能批评与责备，要多与孩子沟通交流，发作时分散其注意力，鼓励孩子与人交往，增强孩子的治病信心。

6. 脑性瘫痪

脑性瘫痪指的是胎儿期或婴幼儿期脑部非进行性损伤所致的临床综合征。主要表现为持续存在的中枢性运动和姿势发育障碍、活动受限。常伴有感觉、知觉、认知，交流和行为障碍，以及癫痫及继发性肌肉骨骼问题。诊断脑性瘫痪应排除一过性障碍或进行性疾病。引起脑瘫的病因较多，可分为出生前、出生时和出生后三类。出生前因素包括胎儿期感染、宫内发育异常、缺氧缺血、母亲疾病等；出生时因素包括早产、产伤、窒息、颅内出血等；出生后因素包括新生儿胆红素脑病、婴幼儿时期的中枢神经系统感染、外伤、颅内出血等，另外，尚有25% ~ 30%脑性瘫痪病因不十分明确。多数患儿生后6个月之前即有运动发育异常的表现，病程呈静止性，随年龄增长，运动功能渐趋好转，但仍落后于正常同龄小儿，常合并其他神经系统发育障碍，如癫痫、智力低下、弱视、听觉异常、语言障碍等。脑性瘫痪的特点：症状出现早，婴儿时期即存在明显的运动发育落后或各种异常姿势；需排除各种遗传性代谢病或神经变性病；注意排除正常小儿一过性运动发育落后。脑瘫的治疗是以功能训练为核心的综合性治疗与康复。

（九）内分泌系统疾病

1. 身材矮小

身材矮小是指身高落后于同年龄、同性别正常儿童生长曲线第 3 百分位数以下（或低于同年龄、同性别正常儿童身高平均值 2 个标准差以下）；生长缓慢（每年增长＜ 5 cm）；骨龄落后于实际年龄 2 岁及以上。身材矮小需要检查骨龄、染色体、生长激素、甲状腺功能、颅脑 MRI 等，明确原因，对因治疗。

2. 先天性甲状腺功能减退症

先天性甲状腺功能减退症，简称先天性甲低，是指甲状腺激素合成不足或其受体缺陷引起的一种疾病。分类：原发性甲低指的是甲状腺本身异常；继发性甲低的病变部位在下丘脑或垂体。先天性甲低的症状主要有：生长发育落后、智力低下、生理功能低下。新生儿期表现为囟门大、胎便排出延迟、便秘、脐疝、腹胀、黄疸、反应低下、哭声小、体温低等；半岁后出现较明显症状，表现为头大、颈短、皮肤粗糙、毛发稀疏、面部黏液性水肿、鼻梁塌陷、眼距宽、伸舌、身材矮小、四肢短、表情淡漠、声音嘶哑等。实验室检测：甲状腺功能提示 TSH 升高，T_4 降低，T_3 降低或正常，继发性甲状腺功能减退症者 TSH 降低。因为此病发病率高，危害大，容易治疗，疗效好，所以早诊断、早治疗非常重要，1995 年此病已纳入新生儿筛查。治疗：终身服用甲状腺素。

3. 性早熟

性早熟是指女孩 8 岁以前出现第二性征，男孩 9 岁以前出现第二性征。第二性征指的是男女两性除了生殖器官以外的外貌特征区别，比如：女孩的乳房发育、月经初潮、嗓音细润等；男孩的喉结突出、声音浑厚、长胡须、体格高大等。性早熟分为中枢性性早熟、外周性性早熟、部分性性早熟。中枢性性早熟也叫真性性早熟，是由于下丘脑－垂体－性腺轴功能过早启动，促性腺激素释放激素脉冲分泌增强所致，除了有第二性征发育外，还有卵巢或睾丸的发育；外周性性早熟也叫假性性早熟，其下丘脑－垂体－性腺轴功能不成熟，有第二性征发育和性激素升高，但性腺没有发育；部分性性早熟指的是单纯乳房早发育、单纯阴毛早现、单纯早初潮等。出现性早熟需要做性激素检测、黄体生成素释放激素刺激试验、骨龄、肾上腺彩超、生殖系统彩超、颅脑MRI、甲状腺功能等检查，明确诊断，根据检查结果给予相应观察、干预或治疗。

（十）过敏性疾病

■ 1. 过敏性鼻炎

过敏性鼻炎是儿童接触过敏原后发生的鼻黏膜非感染性炎性疾病。过敏原主要有尘螨、花粉、羽毛、动物皮毛、牛奶等。过敏性鼻炎的主要表现是鼻痒、鼻塞、清水样鼻涕、喷嚏。患儿还可能表现为揉鼻、耸鼻、烦躁，严重者丧失嗅觉。体检可见鼻黏膜充血水肿、呈紫红色或苍白，鼻黏膜分泌无色黏液。 过敏性鼻炎的患儿血清 IgE 升高，还需要抽血检查过敏原或皮肤点刺试验寻找过敏原。治疗可口服西替利嗪等抗过敏药物、外用糖皮质激素鼻喷雾剂、盐水喷雾等，运动也可以缓解鼻塞症状。预防主要是尽量寻找并脱离过敏原，也可进行脱敏治疗。过敏性鼻炎与支气管哮喘具有相同的病因，所以，过敏性鼻炎的及时诊断、预防和有效治疗，也有助于支气管哮喘的防治。

■ 2. 接触性皮炎

接触性皮炎是皮肤或黏膜直接接触某种外源性刺激物或

过敏原后，在接触部位所引起的急性或慢性炎症反应。病因有化学性（酒精、染料、香水等）、植物性（荨麻、花粉等）、动物性（昆虫毒液、毛虫等）。此病的特点在于，皮损往往局限于接触部位，皮损可表现为红斑、丘疹、水疱等。治疗主要是迅速找到并脱离接触物，予以外用炉甘石洗剂、口服西替利嗪等抗过敏药物治疗。预防：以后尽量不再接触已知致敏原，避免复发。

3. 荨麻疹

荨麻疹，也称风疹块，是由于皮肤、黏膜小血管扩张及渗透性增加而出现的一种局限性水肿反应。荨麻疹原因与药物、食物及食物添加剂、吸入花粉、昆虫叮咬、冷、热及日光照射等因素有关，常先有皮肤瘙痒，随即出现风团样皮疹，皮疹鲜红或苍白，略高出皮面，大小、形态不一，发作时间不定，可互相融合成一大片，有时伴有颜面、眼睑、四肢肿胀，风团持续数分钟至数小时可自行消退，消退后不留色素沉着。荨麻疹容易反复发作，如果合并胃肠道过敏，可能出现呕吐、腹痛及腹泻、血便等症状；合并支气管及喉头过敏，则出现喘息、胸闷、心慌、气促，甚至窒息。如果荨麻疹反复发作超过 6 周称为慢性荨麻疹，有的病程可长达数月或数年。荨麻疹的治疗首先是脱离过敏原，应尽量通过详细询问病史和进行全面系统检查寻找过敏原，并及时清除病因，予以西替利嗪、氯雷他定等抗过敏药物治疗。对于发病急骤、有呼吸困难倾向的患儿，需要紧急皮下注射 1 : 1 000 肾上腺素、口服或静脉输注糖皮质激素抢救。对于慢性荨麻疹可根据风团发生的时间规律来决定给药时间，如晨起风团较多，则临睡前给药；临睡时风团多，则晚饭后给药。预防：远离过敏原。

4. 药物性皮炎

药物性皮炎又称药疹，是指药物经各种途径进入人体内引起的皮肤或黏膜的反应。药疹的发生与剂量无关，只发生于少数易感人群。药物性皮炎有一定的潜伏期，一般第一次用药后，经历 7 ~ 10 d 的致敏期，此期无症状，继续用药则发生过敏反应。轻症药疹主要表现为荨麻疹型、麻疹样或猩红热样皮疹等；重症药疹可能出现过敏性休克、重症渗出性多形性红斑、中毒性表皮坏死松解症和药物超敏反应综合征。常引起药物性皮炎的药物有四大类：解热镇痛药、磺胺类药物、抗生素、镇静安眠及抗癫痫类。出现药疹应立即停用可疑药物，出现过敏性休克应立即皮下注射 1 : 1 000 肾上腺素，并静脉输注糖皮质激素、吸氧等，多饮水、静脉输液促进药物排泄。轻症药疹口服氯雷他定等抗过敏药物、糖皮质激素等。

二、小儿外科疾病

1. 急性阑尾炎

急性阑尾炎是一种儿科较常见的急腹症，因为儿童局限炎症的能力较弱，感染容易迅速扩散，出现阑尾化脓、穿孔、坏死，甚至弥漫性腹膜炎、休克，危及生命，因此病情比成人阑尾炎严重。急性阑尾炎常见于学龄期儿童，男孩略多于女孩。症状主要有腹痛、恶心、呕吐、发热等。初期腹痛部位一般位于上腹或脐周，数小时后转移至右下腹，出现腹肌紧张，查体时按压右下腹会有明显压痛，可用彩超或 CT 检查进一步协助诊断，阑尾炎患儿血常规可见白细胞增多，中性粒细胞为主，C- 反应蛋白升高。急性阑尾炎基本治疗方式是早期诊断，早期手术，切除阑尾。

2. 肠套叠

在婴儿肠梗阻中，肠套叠占首位。肠套叠是指一部分肠管套入相邻的肠管中，男孩较女孩多见，主要发病年龄在 2 岁以下，尤以 6 月至 1 岁多见，肠套叠发病突然，患儿哭闹、呕吐、血便、腹部可触及肿物。腹部彩超检查，可见到"同心圆"状影像，怀疑肠套叠时需要尽早在 X 线下行空气灌肠，也就是自肛门注入空气，既可显示套入部位，明确诊断，同时也可借助气压进行复位，但病程超过 24 h 或患儿已有腹胀、脱水、休克等症状则不宜灌肠，需手术复位，甚至肠切除。因此，当婴幼儿出现哭闹不安、呕吐、果酱样血便等状况时，需要警惕肠套叠，尽早诊断，尽早空气灌肠。

3. 腹股沟斜疝

　　腹股沟斜疝是指出生后鞘状突未闭锁，导致肠管自此穿出，突出于腹股沟区或阴囊内，男童多于女童，早产儿多见，可为一侧或双侧。患儿哭闹、排便、咳嗽等情况下腹腔压力增高，促进疝的形成。腹股沟斜疝典型症状是腹股沟区或阴囊内有光滑、略带弹性的可还纳性肿物，平卧后可完全消失，直立位时容易出现，咳嗽、排便、啼哭时增大。一般腹股沟斜疝不影响生长发育，多数患儿有可能自愈，但需要密切观察有无嵌顿，嵌顿是指疝不能还纳腹腔，嵌顿时间过长有肠坏死的风险，需要立即由医生予以手法复位，若手法复位仍不成功则需急诊手术。如果腹股沟斜疝不能自愈，仍需择期手术治疗。

4. 先天性膈疝

膈肌是胸腔与腹腔之间的一层肌肉－纤维结构，若单侧或双侧膈肌先天性缺损，导致腹腔内脏疝入胸腔，形成"膈疝"。膈疝的主要症状是呕吐、呼吸困难、面色发绀、胸廓饱满，因腹部脏器疝入胸腔，导致腹部凹陷呈"舟状腹"。先天性膈疝还常合并心血管畸形。此病需要胸腹部 X 线检查。明确诊断后需要手术治疗。

5. 先天性幽门肥厚性狭窄

这是一种婴儿期较常见的消化道先天性畸形，男婴多于女婴。幽门是胃与十二指肠相连接部位的狭长通道，先天性幽门肥厚性狭窄的原因是幽门环肌层先天性肥厚、幽门管狭窄，胃内食物不能顺利进入十二指肠，从而导致胃排空障碍，患儿主要表现呕吐、消瘦、黄疸。呕吐为出生后 1 ～ 2 周开始出现，最初为少量吐奶，逐渐加重为喷射性呕吐，一般喂奶后半小时左右即呕吐，呕吐物为奶汁或带黏液的奶凝块，不含胆汁，呕吐后患儿有较强食欲；起初患儿体重不增，逐渐发展为体重下降、少尿、机体脱水、电解质失衡；肥厚的幽门以及扩张的胃压迫胆管，使胆汁排出受阻，引起阻塞性黄疸。腹部检查时，上腹可见胃型，右上腹肋缘下可扪及橄榄形、质硬、光滑的包块。该病的检查方法主要是超声检查或上消化道造影，患儿进食造影剂后，可见胃扩张、胃排空延迟、幽门管狭窄，呈线样征。治疗：手术治疗。

6. 先天性巨结肠

先天性巨结肠又称肠道无神经节细胞症，男婴多于女婴，是儿科较常见的先天性消化道畸形。先天性巨结肠是肠道内源性神经系统发育障碍导致的一种综合征，患儿肠道肌间和黏膜下神经节细胞缺失，使该段肠管不能正常进行蠕动功能，从而产生梗阻，其近端结肠的内容物不能顺利通过病变结肠，从而出现被动肥厚、扩张。患儿主要表现为胎粪性便秘、腹胀、呕吐。患儿在出生时常常表现为 24 ～ 48 h 仍不能自行排出胎便，可伴有呕吐，多数新生患儿出现腹胀，进行肛门指检拔出手指时，有大量气体和胎便"爆破样"排出，腹胀可暂时得以缓解。在婴儿期，患儿出现顽固性便秘，并呈进行性加重，伴肠梗阻，引起腹胀、呕吐、发育迟缓等。先天性巨结肠的诊断方法主要是钡剂灌肠，可显示出狭窄、移行、扩张段，另外还可行肛门直肠测压、直肠黏膜吸引活检、直肠全层活检等。治疗：手术治疗。

7. 肠旋转不良

肠旋转不良指的是在胚胎发育过程中，以肠系膜上动脉为轴心的旋转运动发生异常或不完全，导致肠道位置发生变异和肠系膜附着不全，可引发肠梗阻和（或）肠扭转，一旦发生中肠扭转，致死率极高。此病发病率约 1/6 000，男性发病率高于女性，约 2∶1。可能合并其他严重畸形，如膈疝、腹裂等。出生后 1 周内出现症状约 55%，出生后 1 个月内则占 80%，少数在婴儿或儿童期散发。正常人群中约 0.2% 存在未被发现的肠旋转不良。主要症状为呕吐、排便减少、腹痛，肠绞窄、肠坏死时出现血便、脱水、电解质紊乱、休克等。诊断方法主要有：腹部平片可见胃、十二指肠扩张，小肠内气体少或无气体；上消化道造影可见十二指肠框形态异常；钡灌肠提示盲肠位置异常；超声提示肠系膜上静脉位于肠系膜上动脉左侧，发生中肠扭转时，肠系膜上静脉和肠系膜包绕肠系膜上动脉，彩色多普勒中呈旋涡样改变；增强 CT 连续摄片可以明确显示肠系膜上动脉和肠系膜上静脉的扭转过程以及肠系膜根部形成的团块。对于肠旋转不良，新生儿期无症状可予以密切观察，出现梗阻症状或急性腹痛应尽早手术，肠道出血或并发腹膜炎必须急诊手术治疗。

8. 先天性髋关节发育不良

先天性髋关节发育不良指婴儿出生时或在发育过程中髋臼变浅或股骨头脱出髋臼之外的情况。此病在我国的发病率约 0.1%，女童多于男童。髋关节发育不良患儿的患肢灵活度较差、活动减少，3 个月后髋关节外展受限，外展时出现弹响，走路较晚，步态异常，单侧髋关节发育不良可表现为皮纹不对称，双侧髋关节发育不良可表现为臀部增宽。6月龄以内可行髋关节彩超检查，6月龄以上可行骨盆 X 线检查，以明确诊断。治疗：髋关节发育不良采用 pavlic 挽具保守治疗，髋关节半脱位、脱位需外科治疗。

9. 隐睾

隐睾指睾丸未降入阴囊，包括睾丸异位和睾丸下降不全，检查时可见患侧阴囊是空虚的，隐睾可发生于一侧或双侧，隐睾在早产儿中较为多见，可予彩超检查明确睾丸所在位置。隐睾可导致生殖细胞发育不良，影响生育功能，隐睾发生睾丸恶性肿瘤、睾丸扭转的风险也明显增加。隐睾的治疗有内分泌治疗与手术治疗。内分泌治疗主要是绒毛膜促性腺激素或促性腺激素释放激素治疗，如果内分泌治疗失败，须于1周岁之内手术治疗。

10. 包茎

包茎指包皮口狭小，包皮紧包着阴茎头，不能向后翻开显露阴茎头。包茎有先天性与后天性之分。新生儿的包皮和阴茎头都有粘连，即先天性包茎，以后这种粘连逐渐被吸收，包皮就和阴茎头分离，大多数孩子包皮得以向后退缩；后天性包茎多继发于阴茎头和包皮的损伤或炎症。包茎的患儿排尿时尿流缓慢，包皮膨起，尿液积留在包皮囊内，可能形成结石。先天性包茎可以手法治疗，后天性包茎需要手术治疗。

三、耳鼻喉科疾病

1. 鼻出血

儿童鼻部血管丰富，鼻黏膜干燥、毛细血管扩张、鼻腔出现炎症或受到外在刺激等因素都可能导致鼻部血管破裂出血。例如，儿童剧烈咳嗽、擤鼻涕、打喷嚏、挖鼻孔等引起的鼻部黏膜损伤；鼻部的炎症，比如干燥性鼻炎、萎缩性鼻炎、过敏性鼻炎、鼻窦炎等；鼻腔内有异物引起黏膜血管损伤（如：鼻腔内有小玩具、小昆虫等）；鼻部的肿瘤引起鼻腔内血管损伤，以及鼻中隔偏曲、鼻黏膜糜烂、鼻部外伤、鼻腔血管瘤等。当然，血小板减少、凝血功能异常等也会导致流鼻血，一般2岁以前的儿童鼻出血比较少见，因为这时候孩子鼻腔的毛细血管网尚未发育健全。鼻出血可见于鼻腔的任何部位，少年儿童鼻出血的部位多发生于鼻中隔前下部的"利特氏区"，这里是由小动脉形成的血管网。由于鼻出血的原因不同，其表现形式也不相同。多数为单侧，有时为双侧；可间歇性反复出血，也可能表现为长时间持续出血；出血量多少不一，轻者涕中带血或每次数滴，严重时有数十甚至上百毫升，会引起严重的失血性贫血甚至休克。在发生鼻出血时，常见血从前鼻孔流出，也可经后鼻孔流至咽部。出血量较大时，两种情况可能同时发生。咽部的血液进入胃内，与胃酸发生反应，然后呕吐出来，呈现咖啡色，表现为"吐血"，咽下的血液经肠道排出，出现"黑便"，鼻腔局部病变引起的出血多发生于病变所在的一侧，而全身性疾病引起的出血，往往两侧同时出血或交替出血。鼻出血一般起病突然，一旦儿童发生鼻出血，医生应尽力安抚患儿，使其保持安静，避免哭闹，若患儿情绪紧张，血压会升高而加重出血，同时让患儿坐位休息，用手指捏紧其双侧鼻翼，或将出血侧鼻翼压向鼻中隔，持续 10 ～ 15 min，并可用湿毛巾或冰袋冷敷前额和后颈部，或用冷水漱口，促进血管收缩，减少出血。注意头稍前倾，尽量将从鼻咽腔涌向口腔的血液吐出，这样既可以知道出血量的大小，也避免将血液咽进胃里而刺激胃部引起腹痛及呕吐，也可以尽量避免血液误吸进呼吸道引起窒息。另外，不建议用纸巾填塞鼻孔，因为纸巾压力不够，难以达到压迫止血目的，且未经严格消毒的纸巾还可能会引发感染。如果出血量较大，使用以上措施后出血无缓解，或患儿出现精神萎靡、面色苍白、出虚汗、心慌等情况，要注意发生失血性休克的可能性，应立即采取半卧位，尽快通过油纱条填塞、烧灼法等方法止血，并积极完善检查寻找出血的根本原因，予以对因治疗。儿童反复或大量鼻出血容易导致贫血，引起脑供血不足、记忆力减退、视力下降、免疫力低下等。为预防儿童鼻出血，医生要告知家长注意以下事宜：注意饮食清淡，多吃蔬菜水果，适当饮水，忌食辛辣、刺激、油炸食物等；保持房间安静、清洁，温湿度适宜，以室温保持 18 ～ 20 ℃、湿度 > 60% 为宜；保持室内空气清新，适度开窗通风换气；感冒咳嗽时不要用力擤鼻涕，鼻部不适时切勿用力挖鼻孔；加强监护，防止儿童将异物放入鼻腔；运动时注意安全，避免鼻部受伤；加强防护，预防儿童各种呼吸道感染性疾病；对于有鼻出血病史的儿童，家中常备金霉素眼膏，在干燥季节，金霉素眼膏涂抹在鼻腔内，可以滋润鼻黏膜，减少出血。

■ 2. 急性中耳炎

急性中耳炎是中耳黏膜的急性炎性疾病。此病在冬春季节多见，病原体主要为细菌，如：肺炎链球菌、流感嗜血杆菌等，急性中耳炎常继发于上呼吸道感染。婴幼儿哺乳姿势不当，喂奶时采用头低足高位会使乳汁经咽鼓管流入中耳诱发中耳炎。中耳炎临床症状主要为耳痛（婴儿可能表现为抓扯自己的耳朵）、耳鸣、听力下降、外耳流液、发热等。急性中耳炎分为分泌性中耳炎、化脓性中耳炎。分泌性中耳炎主要为鼓膜急性充血，化脓性中耳炎主要表现为耳痛、耳内流脓等，严重时出现鼓膜穿孔。血常规显示白细胞增多，CT有助于判断中耳炎病变范围及程度。治疗：青霉素、头孢菌素等抗生素治疗，对于鼓膜内积液，可行鼓膜穿刺术，必要时鼓膜切开术等。预防：及时治疗上呼吸道感染，避免脏水入耳，婴儿采用正确的喂养姿势，喂养时应采用头高足低位。

3.腺样体肥大

腺样体也叫咽扁桃体，是鼻咽部后壁及顶部的淋巴组织，3～6岁时增殖旺盛，青春期后逐渐萎缩，成年后大部分消失。儿童期如果腺样体增生肥大引起一系列临床症状，称为腺样体肥大，肥大的腺样体妨碍鼻腔空气的流通，阻止鼻咽部分泌物的排泄，也可以堵塞咽鼓管口，影响中耳的通气与引流。腺样体肥大患儿的主要症状是鼻阻塞，患儿常张口呼吸、打鼾、活动时呼吸短促，鼻腔有黏性分泌物，易感冒，言语含糊且带鼻音，常因鼻塞导致进食不畅，易患慢性中耳炎，甚至听力减退，可呈腺样体面容，即张口呼吸、嘴唇变厚、鼻唇沟变浅、上唇短而上翻、上门齿外突，牙齿排列不整齐。病情严重可导致睡眠中呼吸暂停。鼻咽镜检查可见肥大的腺样体阻塞鼻后孔，鼻咽侧位X线片可观察腺样体大小及鼻咽部气道宽窄，多导睡眠监测仪检查可见有不同程度的睡眠呼吸障碍，鼻咽 CT、MRI 扫描可判断腺样体部位及大小。腺样体肥大伴阻塞症状者，应手术治疗。

四、口腔科疾病

1. 乳牙迟萌

婴儿通常在 8 个月龄左右开始萌出乳牙，2～2.5 岁乳牙基本出齐。乳牙迟萌指的是婴儿超过 1 岁仍未长出第一颗乳牙，超过 3 周岁乳牙尚未完全萌出。乳牙迟萌，常是由于萌出间隙不足或牙瘤妨碍牙齿萌出，全口或多数乳牙萌出过迟或萌出困难，则应考虑有无全身性疾病，如佝偻病、先天性甲低、营养不良、先天梅毒或全身性骨硬化症等，长期不萌出第一颗乳牙要注意是否有先天性缺牙的可能，可行 X 线检查明确。治疗：首先需要查明原因，由于萌出间隙不足或牙瘤导致的个别乳牙迟萌，可以开窗助萌或手术摘除牙瘤。由于全身性疾病引起的乳牙迟萌，则需要针对性治疗原发疾病，促进乳牙萌出。

2. 恒牙萌出过迟

恒牙与乳牙的替换一般在 6 岁左右开始，恒牙萌出过迟的原因主要有：①牙瘤、多生牙或囊肿可造成恒牙萌出困难，X 线检查可以明确诊断。②个别恒牙萌出过迟与乳牙早失、乳牙滞留及乳牙病变有关，由于过早丧失乳牙，儿童习惯于用牙龈咀嚼，使得缺隙处的牙龈增厚成为致密的结缔组织，使恒牙萌出困难，这种情况常发生在上中切牙部位，另外，乳尖牙和乳磨牙过早脱落，邻近的牙齿移位，导致恒牙萌出间隙不足，也会使恒牙萌出相应延迟。③某些全身性疾病，如先天性甲状腺功能低下，全面发育迟缓等会影响恒牙萌出。④一些遗传因素，如颅骨锁骨发育不全综合征，此病为常染色体显性遗传，表现为牙槽骨重建困难，恒牙缺乏萌出动力。治疗：①因牙瘤、多生牙或囊肿等阻碍恒牙萌出时，需手术摘除牙瘤或正畸牵引复位。②乳牙过早脱落，牙龈增厚所引起的恒牙迟萌，可以行开窗术切龈助萌。注意把握切龈指征：仅在恒牙切缘已突出牙槽嵴处到达龈下时。过早切龈，反而容易形成瘢痕，使牙齿更不易萌出。③全身性疾病相关的恒牙迟萌，应在明确诊断后，针对性治疗全身性疾病。

3. 龋齿

龋齿是指免疫功能下降时，牙体在以细菌为主的多种因

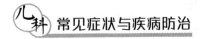

素作用下，发生慢性、进行性破坏，形成龋洞的一种疾病。乳牙在萌出后不久即可患龋病，1岁以后发病率明显上升，6～7岁达高峰。龋齿的发病原因有。①细菌：主要见于变形链球菌和乳酸杆菌，细菌与食物残渣、唾液中的黏蛋白形成牙菌斑，黏附在牙齿表面及窝沟，引起牙釉质表面溶解，形成龋洞。②饮食：食物中的碳水化合物及蔗糖在细菌作用下酵解产生有机酸，使牙釉质脱矿破坏，蔗糖最容易被细菌直接利用，具有很强的致龋作用。而粗纤维食物在咀嚼时可以清洁牙面，并将牙面过深的沟裂磨浅，减少食物滞留，减低龋齿发生率。③牙齿的自身情况：乳牙和年轻恒牙的结构和矿化程度不成熟，更容易龋坏。龋齿可引起牙髓炎、根尖周炎等。龋齿的治疗有氟化物药物治疗、窝沟封闭、去除龋洞内的异物、清洁龋洞、打开髓腔减压等。预防：培养儿童良好的口腔卫生习惯，控制含糖食物，多吃粗纤维食物，充分咀嚼食物，学会正确的刷牙方法。自第一颗乳牙萌出，家长就应用指套牙刷或湿纱布为儿童清洁牙齿，3岁可开始学习自己刷牙，并按照"上牙由上往下刷，下牙由下往上刷，里里外外都刷到"的方式进行，做到早晚刷牙，饭后漱口，建议学龄前期儿童每3个月进行一次口腔检查，学龄期儿童每6个月进行一次口腔检查。

4. 舌系带过短

舌系带是舌和口底之间的一条线形的带状结构。在舌的发育过程中，系带逐渐向舌根部退缩，远离舌尖。如果舌系带系膜没有退缩，仍附着在近舌尖处，或系膜短厚，限制舌的运动，则称为舌系带过短。舌系带过短的患儿，舌不能正常自由前伸，勉强前伸时舌尖呈"w"形、舌尖上抬困难，还可能影响哺乳或与下前牙摩擦，发生创伤性溃疡，不能正确发出舌腭音及卷舌音。确诊先天性舌系带过短可以在幼儿学说话之前进行手术。

5. 地图舌

地图舌患儿的舌面形似地图状，是一种发生在舌黏膜浅层的慢性边缘剥脱性舌炎。由于地图舌的病损经常表现在舌面的不同部位，并可变换形状和大小，具有游走的特点，所以又称为游走性舌炎。地图舌发生的原因不十分明确，地图舌症状可呈间歇性发作，病程可以长达数年，大多数地图舌患儿的症状可随着年龄的增长而自愈，少数持续到成年。地图舌一般没有明显的症状，病变区域较大时对刺激性的食物比较敏感，会有轻度烧灼感。此病无特效药，一般无需治疗。

■ 6. 慢性复发性腮腺炎

慢性复发性腮腺炎以腮腺反复肿胀为特点，可发生于任何年龄阶段的儿童，3～4岁前发病较多见，部分患儿发病前有流行性腮腺炎接触史或患过流行性腮腺炎。此病发病原因可能与反复细菌逆行感染相关，也可能与先天性腮腺发育异常或自身免疫功能异常等相关。患儿常有变态反应病史，并与腮腺肿胀同时发生。主要表现为腮腺反复肿胀，可发生于一侧或双侧，发病以胀痛为主，肿胀大小不等，持续数日或数周后消退，皮肤可潮红，口腔内腮腺导管口红肿不明显，挤压腺体可见导管口有胶冻状液体或脓液溢出，少数伴有脓肿形成，全身症状一般不明显，发作时间间隔数周或数月不等，随着年龄增长，发作间歇期延长，持续时间缩短，多数患儿青春期后不再发作。诊断主要结合方法腮腺肿大的临床表现和腮腺造影，腮腺造影可显示腮腺导管末梢呈点状、球状扩张，排空迟缓。本病需与流行性腮腺炎相鉴别，流行性腮腺炎有季节流行性，好发于冬春季节，有接触史，常双侧同时发生，发病前有感冒样症状，多伴有发热，腮腺肿胀、疼痛更明显，导管口无明显分泌物，无反复肿胀史。治疗：复发性腮腺炎有自愈性，治疗以增强抵抗力、防止继发感染、减少发作为原则。患儿应多喝水，局部按摩腺体促进唾液排出，保持口腔卫生，淡盐水漱口，咀嚼无糖口香糖，刺激唾液分泌，急性期应全身给予抗生素治疗，腮腺造影检查时，碘造影剂有扩张腮腺导管及消炎抑菌作用，对复发性腮腺炎有一定的治疗作用。预后：儿童复发性腮腺炎具有自愈性倾向，多数在青春期后自行缓解。但有少部分迁延未愈转为成人复发性腮腺炎。

五、眼科疾病

1. 新生儿泪囊炎

新生儿泪囊炎是婴幼儿较常见的一种眼病，新生儿的发病率为 4% ~ 5%。鼻泪管是眼泪从眼睛排入鼻腔的通道，如果鼻泪管下段的胚胎性残膜没有退化，就引起鼻泪管下端阻塞，新生儿出生后出现流泪，同时伴有较多的分泌物，压迫泪囊会有黏液性或脓性分泌物溢出。如果新生儿有泪囊炎，应为其行泪囊按摩治疗，即用食指自泪囊上方向下方（鼻泪管方向）挤压，使压力向下冲破先天性残膜，如果无效，可于眼科进行手术治疗。

2. 急性卡他性结膜炎

急性卡他性结膜炎是由细菌感染引起的急性结膜炎症，

儿童中的常见致病菌为金色葡萄球菌、流感杆菌等。细菌性结膜炎多发生于春季与冬季。

主要临床表现为结膜充血，分泌物为黏液性或黏液脓性，结膜可有点片状出血，重症者可有假膜形成。角膜边缘可有浸润并形成新月形溃疡，称为卡他性角膜溃疡。治疗可予以生理盐水或3%硼酸溶液冲洗结膜囊分泌物，选用相应抗生素眼液，如0.3%妥布霉素滴眼液等。睡前涂金霉素眼膏等抗生素眼膏。对流感嗜血杆菌引起的并有全身症状的婴幼儿急性结膜炎，需全身应用抗生素。有假膜形成者，应将其剥除后用药。预防：本病传染性强，易造成广泛流行，因而应注意消毒和隔离，患儿的洗脸用具和毛巾等应煮沸消毒。

■ 3. 流行性出血性结膜炎

流行性出血性结膜炎由70型肠道病毒引起。多发生于夏秋季节，通过接触传染，常迅速蔓延流行。此病起病急，潜伏期较短，一般为12～24 h，以双眼同时发病为多见，主要临床表现为眼睑红肿，睑结膜、球结膜高度充血水肿，常伴有结膜下点状、片状出血，严重时出血可遍及全部球结膜，睑结膜可有滤泡增生或假膜形成，角膜可有细小上皮点状剥脱，多数患儿可伴有耳前淋巴结肿大。治疗：外用干扰素类滴眼液，抗生素仅在有继发性细菌感染时使用。预防：注意手卫生，勿与患儿共用毛巾等物品。

4. 角膜软化症

角膜软化症是由于缺乏维生素 A 所致。多见于长期腹泻、营养状况差、体弱多病的儿童。维生素 A 缺乏造成角膜上皮缺损，临床表现为皮肤干燥、毛囊角化、双眼畏光。临床上分为三期，①夜盲期：在暗处和夜间不能视物。②干燥期：双眼角膜失去光泽，呈雾状混浊，结膜有干燥斑。③软化期：角膜呈灰白色或灰黄色，极易发生感染和自溶坏死，形成溃疡和穿孔，最终造成粘连性角膜白斑或葡萄肿。治疗：症状轻者改善饮食结构，增加营养摄入，口服维生素 A 制剂，胃肠道功能差，吸收不良者可肌内注射维生素 A，同时补充其他维生素，积极治疗全身并发症，为预防感染，局部滴用抗生素和营养角膜的眼液。已发生角膜穿孔者应采取板层或穿透性角膜移植术。预防：增强体质，改善营养状况，婴幼儿规律服用维生素 AD 制剂，鼓励孩子进食富含维生素 A 的乳类、蛋类、动物内脏、胡萝卜、菠菜、红薯等。

5. 睑内翻

睑内翻指眼睑向眼球方向翻转，睫毛倒向眼球，原因见于，①先天性睑内翻：婴幼儿起病，双侧下睑发病，可由于内眦赘皮牵拉、肥胖及鼻根部发育不饱满导致，在眼轮匝肌作用下形成睑内翻。②痉挛性睑内翻：严重的角结膜炎时下眼轮匝肌收缩使下睑向内翻卷，眼球较小的儿童眼睑失去支撑也容易导致内翻。③瘢痕性睑内翻：眼睑外伤、炎症或沙眼瘢痕期引起眼睑的瘢痕性收缩。睑内翻的主要临床表现为睑缘内翻，倒睫摩擦角结膜引起刺激症状，常伴有球结膜充血、畏光、流泪等症状，继发感染后可能形成角膜溃疡，愈合后形成角膜白斑。治疗：先天性睑内翻可以密切观察随访，可随着年龄增长、鼻梁的发育，逐渐自行消失；积极治疗导致睑内翻的病理性因素；对幼儿可尝试向下方按摩眼睑，如无效，2岁以上患儿可考虑手术治疗。

■ 6. 近视

近视是指眼在不使用调节时，平行光线经眼的屈折后在视网膜前聚成焦点。近视与遗传、不良用眼习惯均有一定关系。治疗方法主要是用框架眼镜、角膜接触镜进行光学矫正，必要时手术治疗。预防：选择字迹清晰的阅读物；看书写字时有充足的光线；保持正确的坐姿，眼与书本相距33 cm；近距离看书超过45 min应休息双眼、远眺；定期检查视力，发现视力减退及时诊治；保证营养全面，加强体质锻炼。

六、意外伤害

1. 中毒

儿童生性好奇，中毒的事件时有发生，中毒的途径有接触中毒、吸入中毒、服毒等。一旦发现中毒，在等待专业医疗人员的同时，需要做出初步的处置：对于接触中毒，应立即脱去患儿污染的衣服，用清水清洗污染皮肤，如果毒物进入眼内，应以清水或生理盐水冲洗；对于吸入中毒，家长应立即将患儿抱离有毒空间，保持呼吸道通畅，必要时吸氧或人工呼吸；对于服毒，应尽早用手指或筷子等刺激患儿咽部催吐，然后送医院洗胃、导泻、输液，促进毒物排出。预防中毒的首要措施就是加强对儿童的监护，冬季不要室内烧火取暖，防止一氧化碳中毒；管理好家中的有毒有害物品、药品等，防止儿童接触或误服；对较大儿童加强安全教育。

2. 烧伤、烫伤

如果孩子出现烫伤或烧伤，应使其迅速脱离热源，用

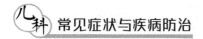

冷水冲洗受伤部位，保持创面清洁，创面可用清洁纱布或食品保鲜膜覆盖好，保持呼吸道通畅，头偏向一侧以防呕吐物吸入窒息，迅速转运到医院，由烧伤科医生进一步诊治。

3. 消化道异物

消化道异物是指孩子将一些小物体放在口中玩耍，而误吞入消化道。异物进入消化道后，多数可以顺利通过消化道随粪便排出。但有的异物可能停留在消化道的某一部位，引起不同的症状，如：幽门梗阻、回盲瓣梗阻等；有的成分特殊的异物还可能造成消化道损伤，如纽扣电池等；有的尖锐物体可引起消化道出血，甚至穿孔。如果吞食了异物，X线检查、彩超可显示一部分异物，必要时需要胃镜或肠镜协助诊断及取出异物。

4. 中暑

中暑是指儿童在高温、高湿、空气不流通的环境中或日光直射下活动时间较长，导致体温调节功能障碍、水盐代谢紊乱和神经系统功能损害等一系列症状。中暑的主要临床表现是突起高热、大汗、脱水、血压下降、嗜睡、意识丧失等。出现中暑应立即将儿童转移至通风阴凉处或空调房间，予以头、颈、腋下、腹股沟等处温水擦浴，神志清楚者予以饮用淡盐水，病情严重者需要输液补充体液。家长要教育儿童提高对中暑先兆的认识，如果在高温环境下出现多汗、口渴、头晕、乏力等，应及时离开高温环境，饮用淡盐水。

5. 溺水

一旦孩子发生溺水，施救者应尽力救出水面，上岸后立即将溺水孩子仰卧，迅速检查呼吸与反应，如果神志不清但有呼吸，应将其置于侧卧位，如果没有呼吸，应立即行人工呼吸、胸外心脏按压，专业急救人员到场后气管插管等抢救。

6. 触电与雷击

儿童触电或遭遇雷击时，电流通过身体，会对人体造成损伤。电流对人体的损伤程度取决于电流的种类、强度、频率、触电持续时间等。电流对人体的伤害主要表现在全身的电休克反应及局部的电烧伤，症状轻者面色苍白、四肢麻木、头晕、心悸、呼吸急促等，严重时昏迷、呼吸暂停、血压下降、心律失常等。发现儿童触电后，家长应该立即关闭电源，用干的木棍将电线挪离儿童身体，如果儿童无呼吸，应立即行人工呼吸、胸外心脏按压，同时急送医院抢救。

7. 犬咬伤和撕裂伤

犬的牙咬伤一般位于患儿肢体，撕裂伤多伴有血管、神经和肌腱创伤。若被带狂犬病毒的病犬咬伤，则可能导致一种致死性传染病，即狂犬病。 狂犬病的传播途径是通过被患病犬咬伤、抓伤，狂犬病毒自皮肤损伤处进入人体，也可因病犬唾液进入儿童的黏膜引发感染。狂犬病的潜伏期长短不一，可为数日至数十年不等。狂躁型狂犬病临床表现为恐水、恐风、咽喉肌痉挛，以及对声音、光线过敏，流涎和咬伤处麻木、感觉异常等。 麻痹型狂犬病的症状一般开始于肢体被咬伤处，然后呈放射状向四周扩散，部分或全部肌肉瘫痪，咽喉肌、声带麻痹导致失声。狂犬病一旦发病，目前无有效治疗，预后极差，死亡率近100%。犬咬伤和撕裂伤的治疗。（1）伤口处理： 先用3%～5%肥皂水或流动的自来水充分冲洗伤口至少15 min，然后用酒精、碘酒擦洗伤口。普通犬咬伤可清创缝合，狂犬病犬咬伤须伤口敞开，不宜包扎，严禁缝合。若因出血过多必须包扎缝合， 则应保证伤口已彻底清洗消毒并已注射抗狂犬病血清，若咬伤头颈部、手指或咬伤程度重时，伤口周围及底部还需要注射抗狂犬病血清或狂犬病免疫球蛋白。（2）注射狂犬病疫苗：被犬咬伤后应立即注射狂犬病疫苗，越早越好。（3）注射被动免疫制剂 ：根据暴露的分级和程度进行被动免疫，①人抗狂犬病免疫球蛋白；②马抗狂犬病免疫血清。（4）注射破伤风类毒素或破伤风抗毒素或人破伤风免疫球蛋白。（5）抗生素防治细菌感染。

8. 猫抓伤

猫抓伤除了皮肤擦伤、裂伤、出血外，还可能因猫身上的巴尔通体进入伤口，引起猫抓病。治疗：被猫抓伤后，若伤口较浅，可用酒精或碘酊涂擦伤口，消毒 2～3 次，待其自然止血即可。若伤口较深，可用无菌生理盐水或 0.1% 苯扎溴铵反复彻底冲洗伤口，再用过氧化氢溶液冲洗。清创后伤口应暴露，原则上不宜包扎和缝合伤口。注射狂犬病疫苗，注射破伤风类毒素或人破伤风免疫球蛋白。

9. 蜂蜇伤

儿童被蜂蜇伤时，毒刺进入皮肤，然后将毒液注入皮肤内引起中毒，蜂的种类不同， 其毒液的成分也不完全相同。蜜蜂分泌的毒液有两种：一种是由大分泌腺分泌的酸性毒液，另一种是由小分泌腺分泌的碱性毒液，含有神经毒。蜂蜇伤可引起伤口疼痛、发热、头晕，恶心，呕吐等症状，严重时出现视物模糊、口唇麻木、肢体痉挛、昏迷、休克、肺水肿及呼吸麻痹等，危及生命。过敏体质的人可出现哮喘、荨麻疹、喉头水肿，甚至过敏性休克。治疗：①中和毒素，蜜蜂蜇伤可外敷弱碱性溶液如肥皂水、淡石灰水等中和酸性毒素；黄蜂蜇伤则应外敷弱酸性溶液（如：醋）中和。②取出蜂刺，蜜蜂蜇伤后毒刺易折断在皮内， 其他蜂蜇伤一般不折断毒刺。仔细检查发现断刺后，可用小针挑拨或胶布粘贴取出，也可用医用镊子拔出。③局部治疗，可用拔火罐拔毒，然后用开水将蛇药片调成糊状外用。同时，尽早送医院进行全身治疗。

参考文献

［1］江载芳，申昆玲，沈颖．诸福棠实用儿科学［M］．第8版．北京：人民卫生出版社，2015．

［2］邵肖梅，叶鸿瑁，丘小汕．实用新生儿学［M］．第4版．北京：人民卫生出版社，2011．

［3］王卫平，孙锟，常立文．儿科学［M］．第9版．北京：人民卫生出版社，2020．

［4］毛萌，李廷玉．儿童保健学［M］．第3版．北京：人民卫生出版社，2019．

［5］廖清奎．儿科症状鉴别诊断学［M］．第3版．北京：人民卫生出版社，2018

［6］申昆玲，黄国英．儿科学［M］．第1版．北京：人民卫生出版社，2016．

［7］孙宁，郑珊．小儿外科学［M］．第1版．北京：人民卫生出版社，2015．